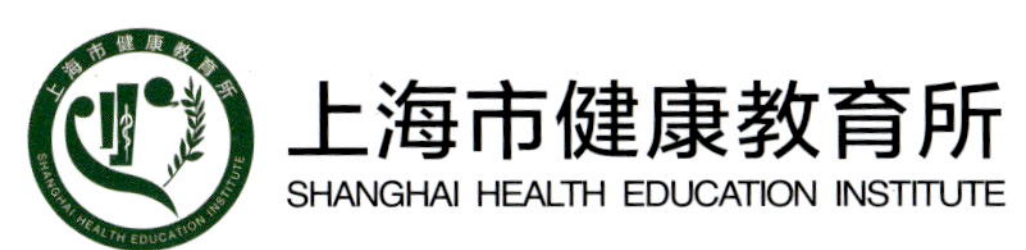

高血压防治

绘画本

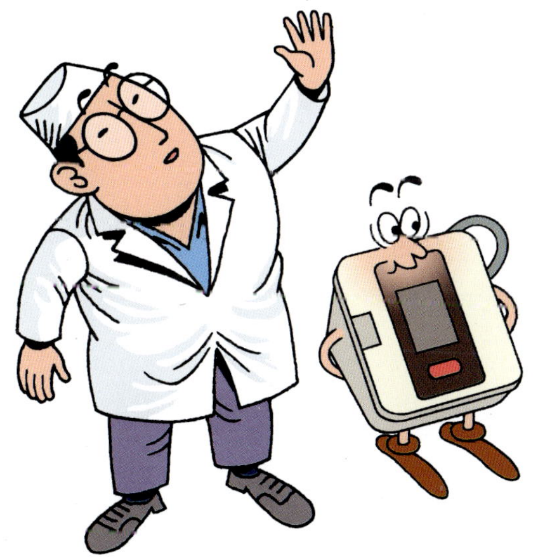

主　编　顾沈兵

编　委（以姓氏笔画为序）

丁　园　戎健东

刘惠琳　魏晓敏

绘　画　蔡康非

復旦大學出版社

图书在版编目(CIP)数据

高血压防治:绘画本/顾沈兵主编. —上海: 复旦大学出版社,2017. 5
(慢病防治绘画本系列丛书)
ISBN 978-7-309-12837-6

Ⅰ. 高… Ⅱ. 顾… Ⅲ. 高血压-防治 Ⅳ. R544. 1

中国版本图书馆 CIP 数据核字(2017)第 032613 号

高血压防治:绘画本
顾沈兵 主编
责任编辑/魏 岚 谢 强

复旦大学出版社有限公司出版发行
上海市国权路 579 号 邮编: 200433
网址: fupnet@ fudanpress. com http://www. fudanpress. com
门市零售: 86-21-65642857 团体订购: 86-21-65118853
外埠邮购: 86-21-65109143 出版部电话: 86-21-65642845
上海复旦四维印刷有限公司

开本 787 × 1092 1/20 印张 2 字数 37 千
2017 年 5 月第 1 版第 1 次印刷
印数 1—6 100

ISBN 978-7-309-12837-6/R · 1591
定价: 20. 00 元

前 言

慢性病是造成人类死亡和残疾的主要问题。据世界卫生组织报告，2005 年全球总死亡人数为 5 800 万，其中近 3 500 万死于慢性病。中低收入国家由心脏病、脑卒中、肿瘤、慢性呼吸道疾病、糖尿病等慢性病造成的死亡占全世界的 80%，且呈快速上升和年轻化趋势。在我国，几乎 80% 的死亡可归因于慢性病，可以说慢性病不再是富贵病，它已经成为全民杀手。

与慢性病发病增加相关的因素有：年龄、性别、职业、婚育状况、遗传因素、社会环境、血压异常、血糖异常、血脂异常、超重或肥胖、水果和蔬菜摄入不足、缺乏运动及吸烟等。

在上述因素中，有些因素是人力无法改变的，如年龄的增长。但有很多因素如血压异常、血糖异常、血脂异常、超重或肥胖、水果和蔬菜摄入不足、缺乏运动及吸烟等是可以通过生活行为方式的改变而得到有效控制的。世界卫生组织的研究结果表明，如果把影响健康的因素设定为 100 分，那么“生活行为方式”占 60 分（另外，遗传因素占 15 分、社会因素占 10 分、医疗条件因素占 8 分、环境因素占 7 分）。换言之，只要人们改变不良的生活行为方式，就掌握了 60% 的健康主动权，可以改善健康状况、延长寿命。

上海市健康教育所是从事健康教育的专业机构，职能之一就是传播科学规范的健康科普知识，开展健康教育与健康促进工作，从而促进市民日常健康行为的养成和健康素养的不断提高。本所组织编绘的《糖尿病防治绘画本》自出版后，受到广大市民百姓的喜爱。本书为慢性病防治绘画本系列丛书的第 2 本。

上海市健康教育所

2016 年 10 月

目　录

引 子

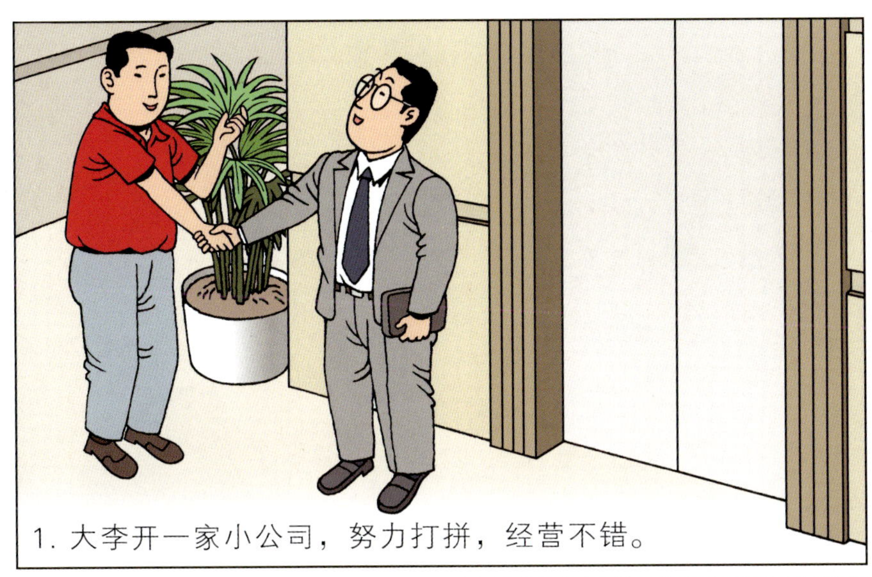

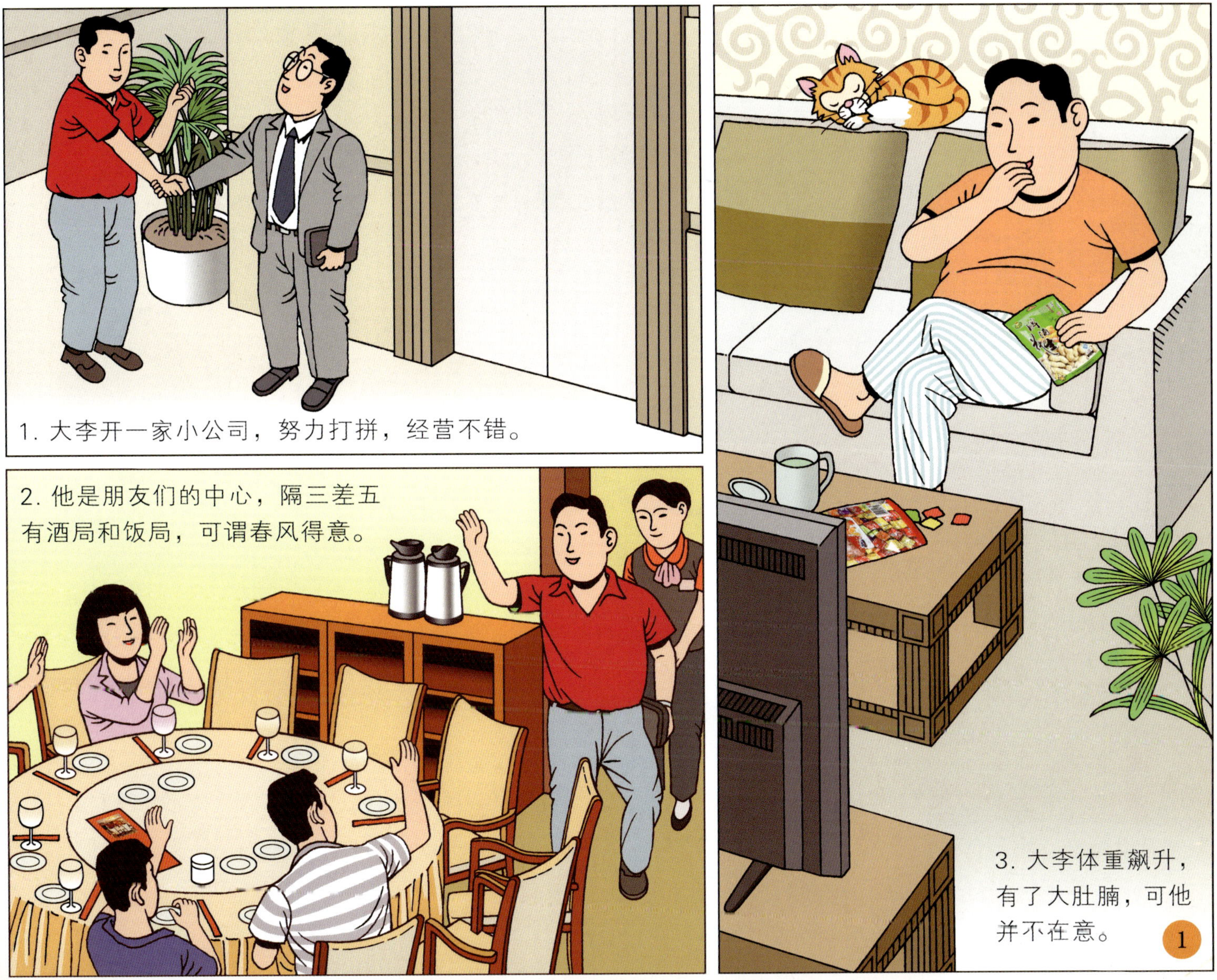

1. 大李开一家小公司，努力打拼，经营不错。

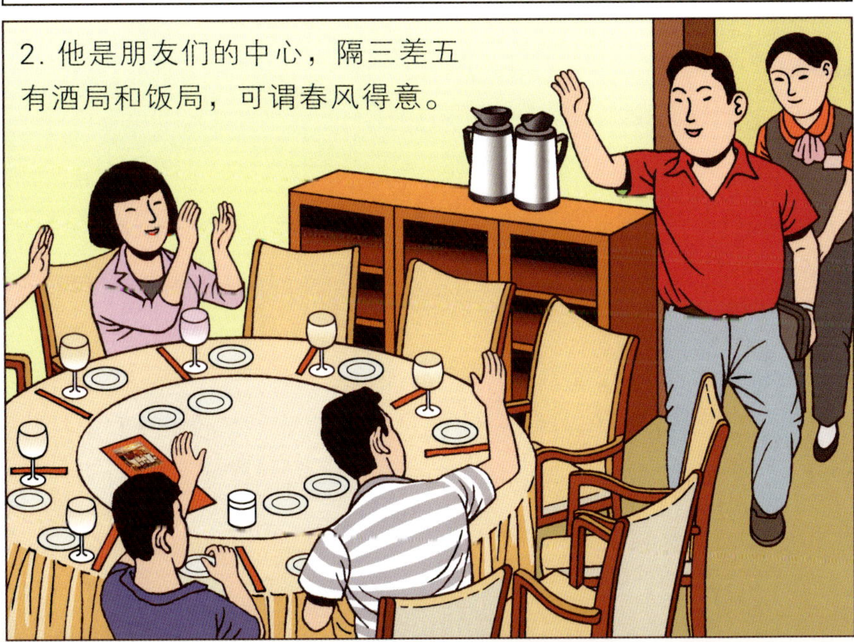

2. 他是朋友们的中心，隔三差五有酒局和饭局，可谓春风得意。

3. 大李体重飙升，有了大肚腩，可他并不在意。

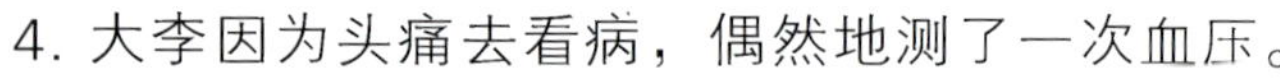

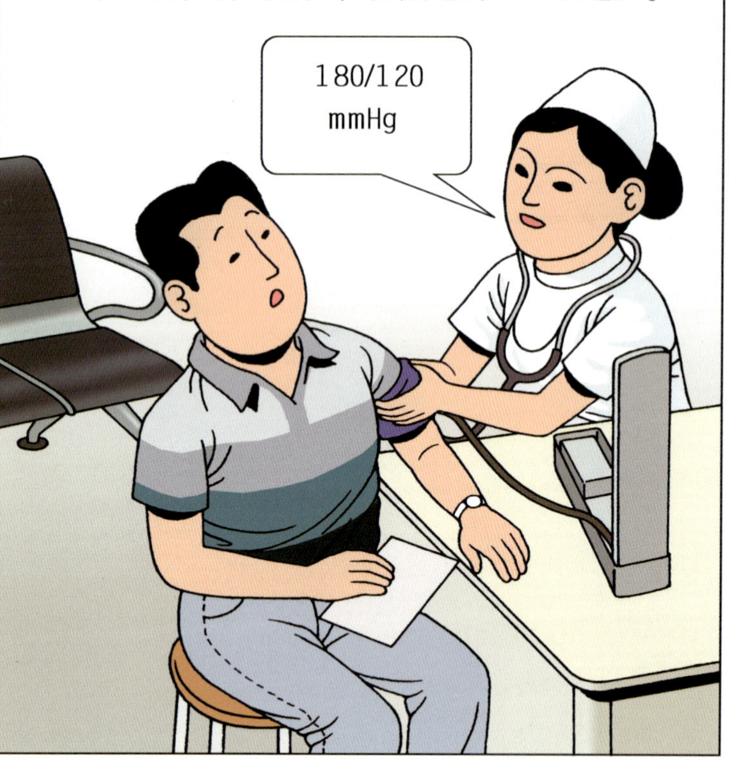

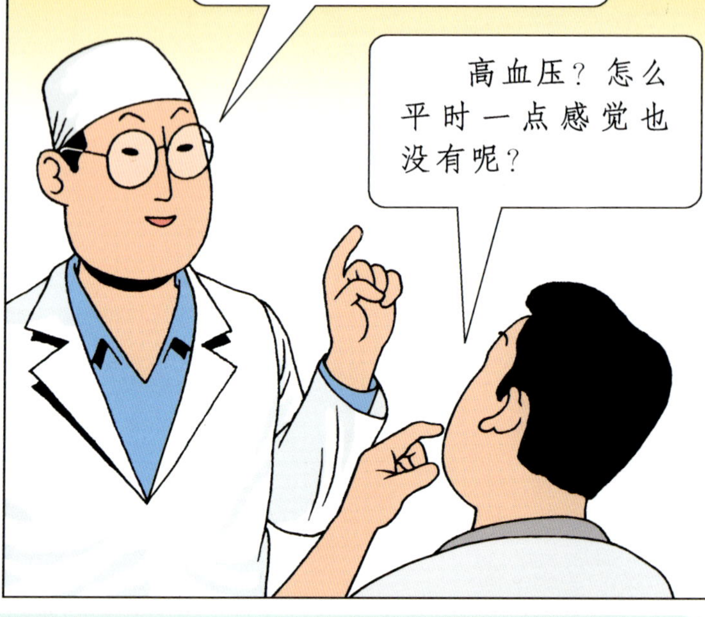

- 高血压早期可以没有特殊的症状，不易被感觉到，因此被称为“沉默的杀手”。部分患者可以有头晕、头痛、心悸、耳鸣等，但这不是高血压特有的症状，其他疾病也可有类似表现。
- 发现高血压的唯一办法是测量血压。对健康个体而言，建议每年至少测量1次血压。
- 对于中老年、有高血压或其他心血管病家族史、超重或肥胖、口味偏咸、体力活动较少、吸烟、经常饮酒的人尤其要警惕，最好经常测量血压。

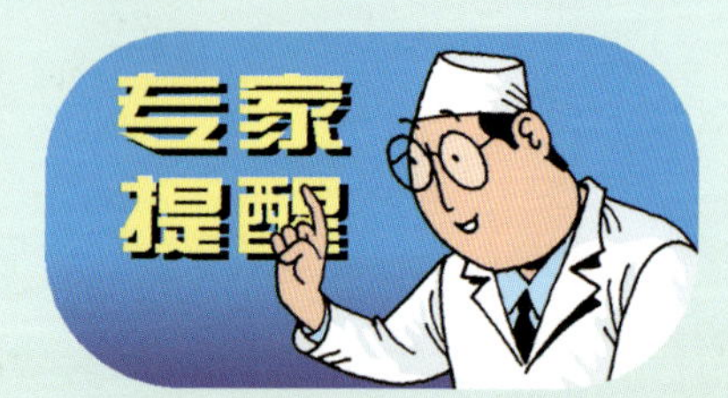

高血压的定义、分级和理想血压

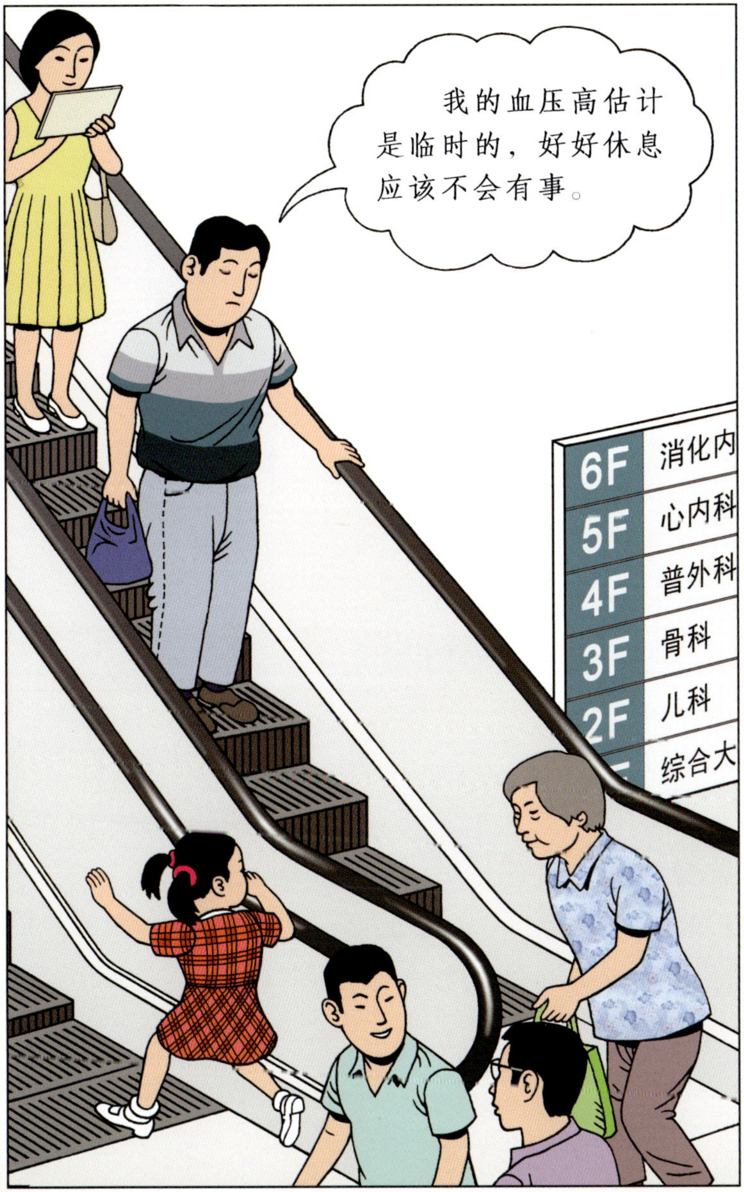

我的血压高估计是临时的，好好休息应该不会有事。

6F 消化内
5F 心内科
4F 普外科
3F 骨科
2F 儿科
综合大

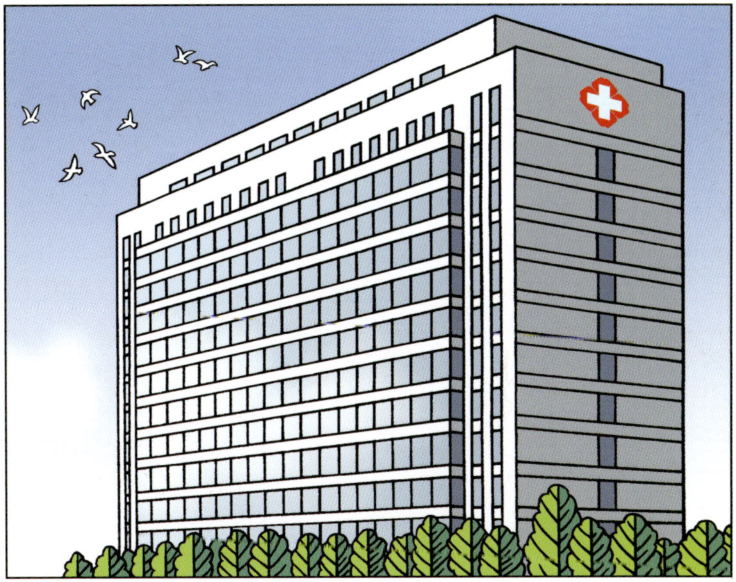

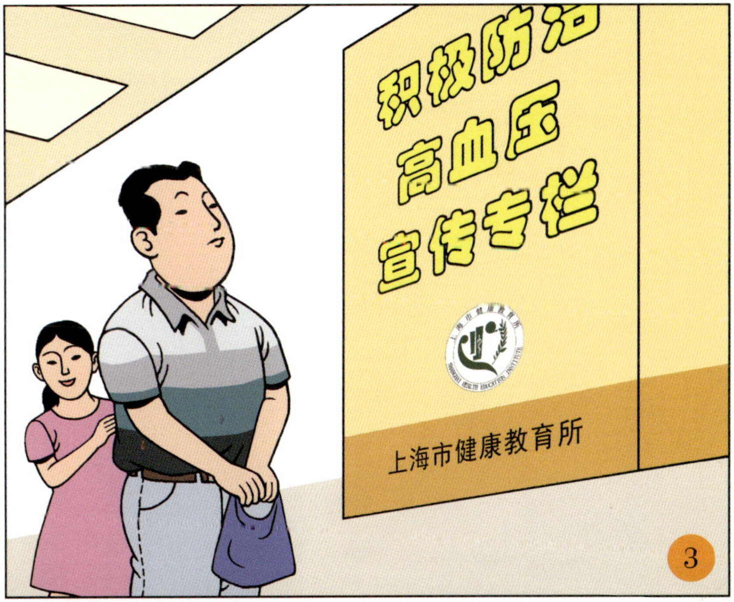

积极防治
高血压
宣传专栏
上海市健康教育所

高血压是最常见的慢性病之一，也是心脑血管疾病最主要的危险因素，如脑卒中(中风)、心肌梗死等都是高血压的并发症。

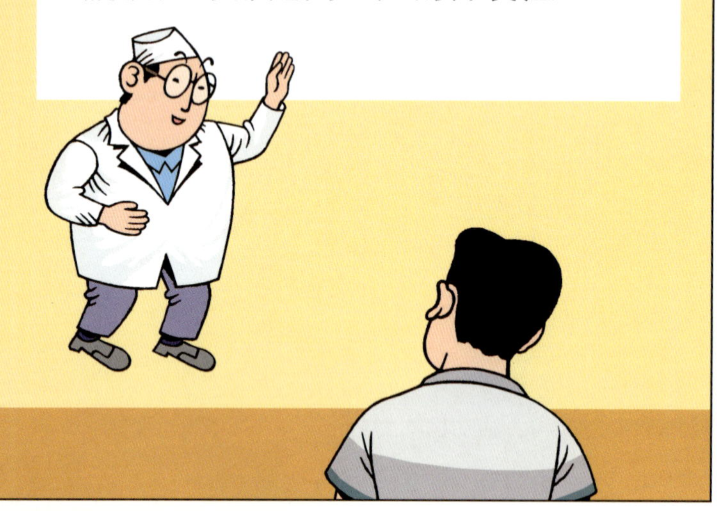

如果得了高血压，不把血压控制在平稳的理想水平，对人体的危害极大。

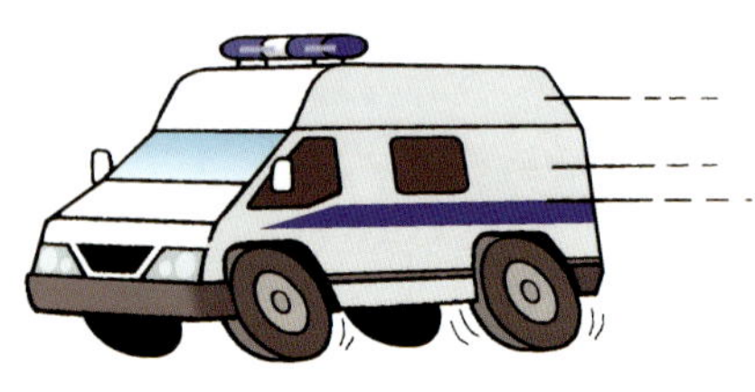

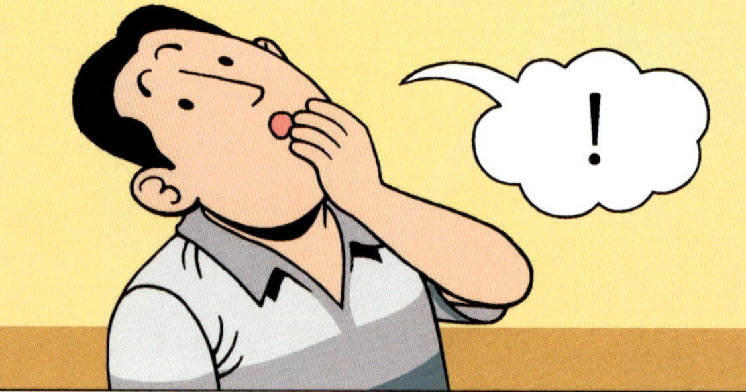

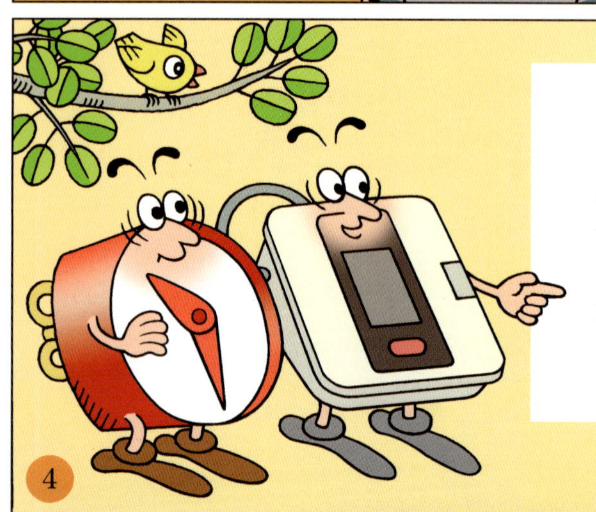

血压是动态变化的，在未服降压药物的情况下，安静休息5分钟以上，且分别在不同日期分3次测量血压，收缩压≥140mmHg和(或)舒张压≥90mmHg即可诊断为高血压。

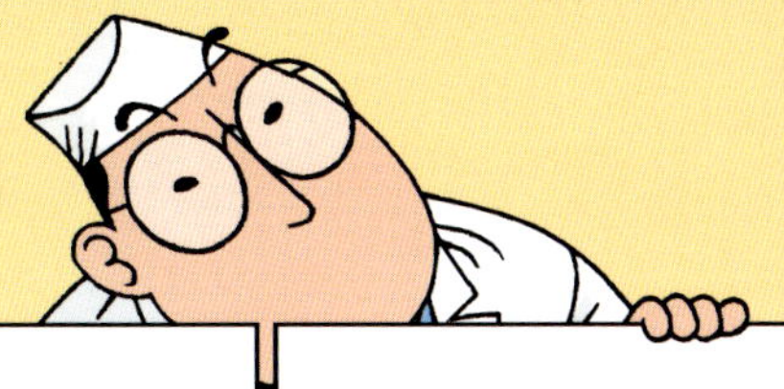

原发性高血压

原因不明的高血压，约占高血压发病的90%以上，目前尚难根治但能被控制。

继发性高血压

血压升高有明确的病因，可能继发于肾实质疾病、肾血管疾病、内分泌病变、妊娠或药物及其他原因。

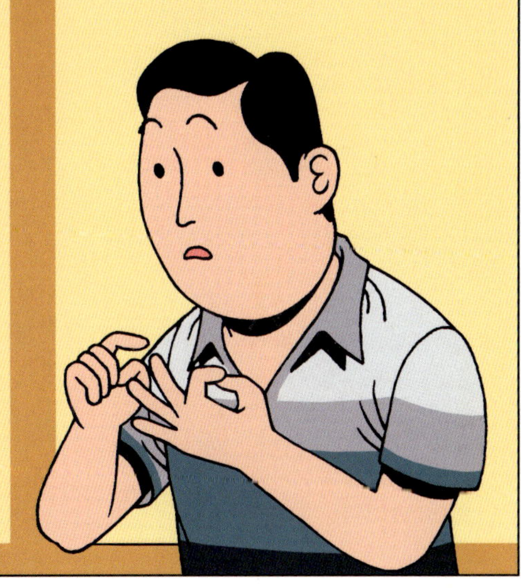

《中国高血压防治指南》(2010年修订版)对成年人血压的分级如下：

类　别	收缩压(mmHg)	舒张压(mmHg)
正常血压	<120	<80
正常高值	120～139	80～89
高血压	≥140	≥90
1级高血压(轻度)	140～159	90～99
2级高血压(中度)	160～179	100～109
3级高血压(重度)	≥180	≥110
单纯收缩期高血压	≥140	<90

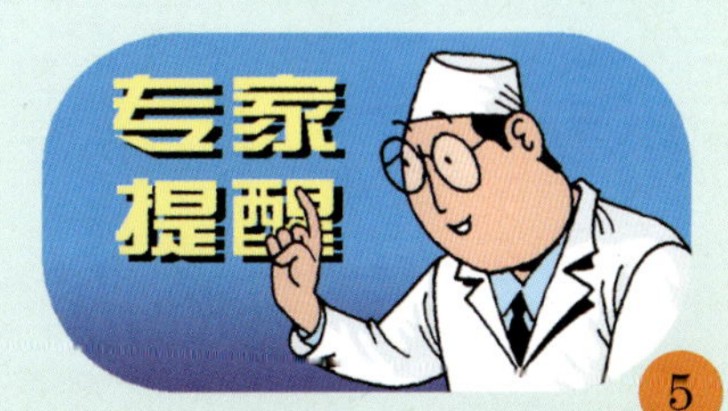

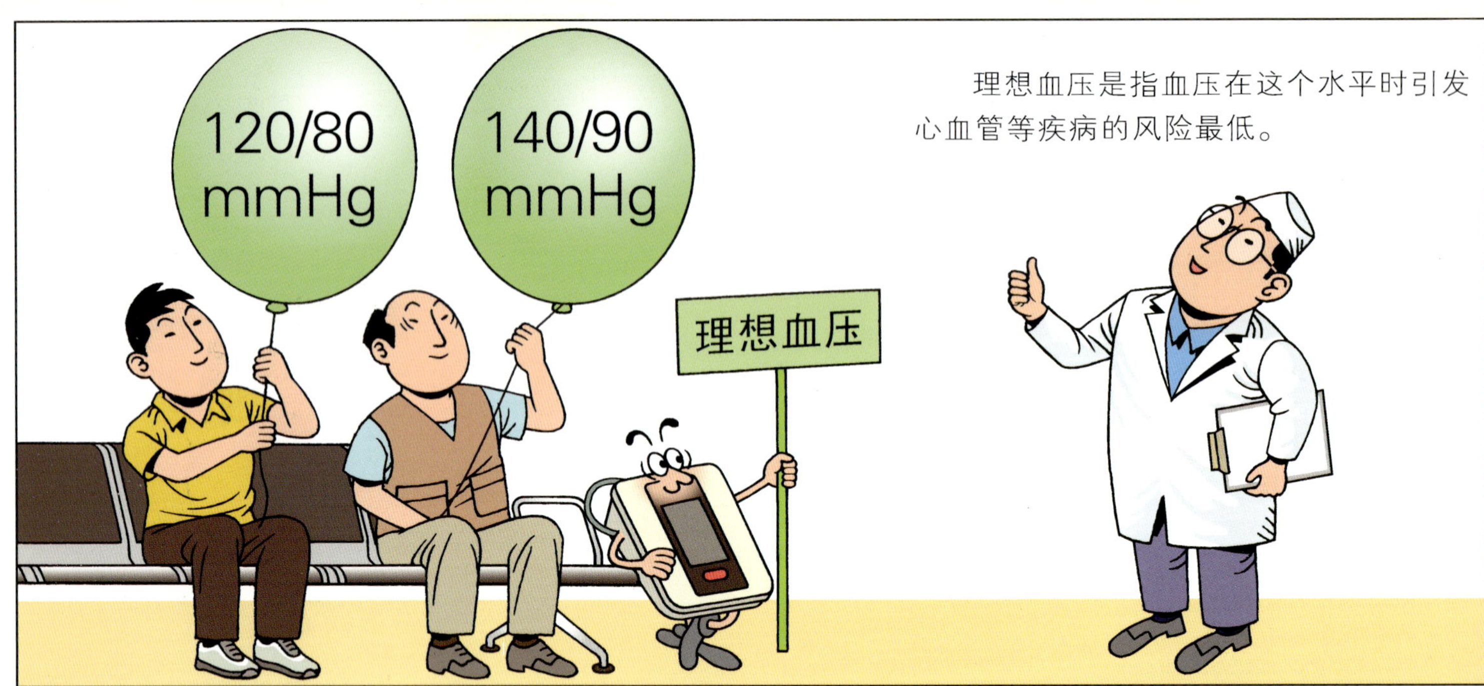

- 发现血压超标，首先应该进行以下检查，排除继发性高血压。

(1) 肾功能、电解质、血醛固酮、肾素活性、甲状腺功能等：这些检查主要告诉医生患者是否是肾脏问题或内分泌方面的问题引起的高血压。

(2) 肾脏血管彩色超声和肾上腺超声：这些检查是为了了解患者有无肾血管疾病或肾上腺的肿瘤。

(3) 肾上腺薄层CT扫描：通常对于肾上腺的微小肿瘤，B超不一定能够探查出来，因此有赖于更加精密的CT扫描。

(4) 睡眠呼吸监测：如睡觉时打鼾明显并伴有呼吸暂停，需要多导睡眠监测，以确定或排除阻塞性睡眠呼吸暂停低通气综合征。

专家提醒

高血压的危害和症状有哪些

高血压的主要症状

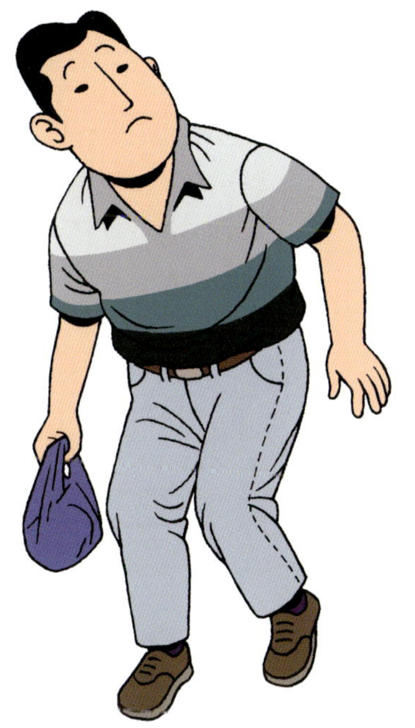

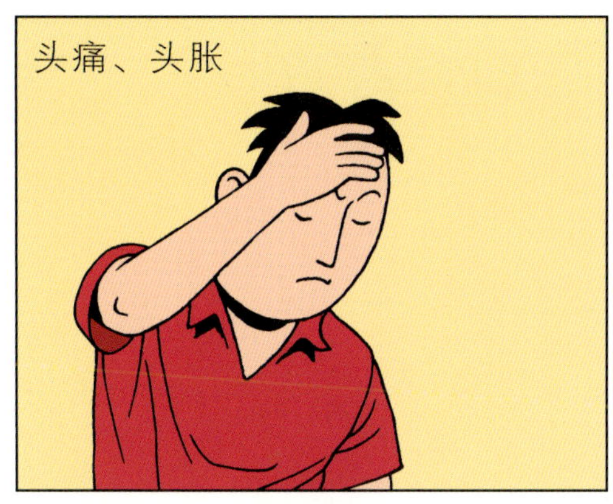

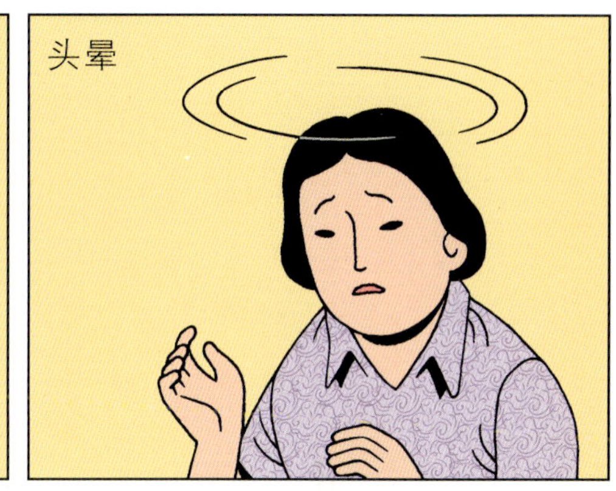

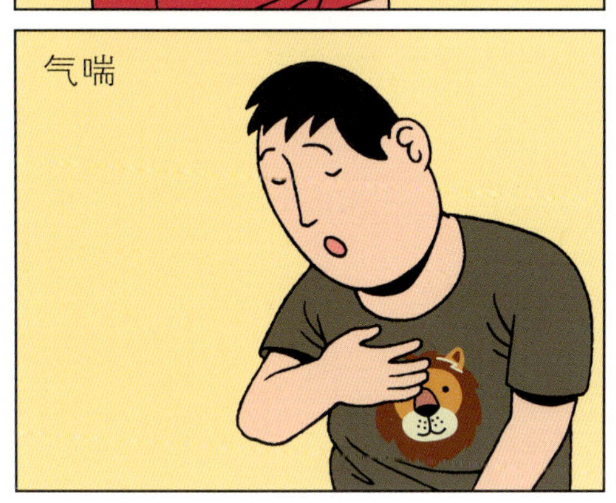

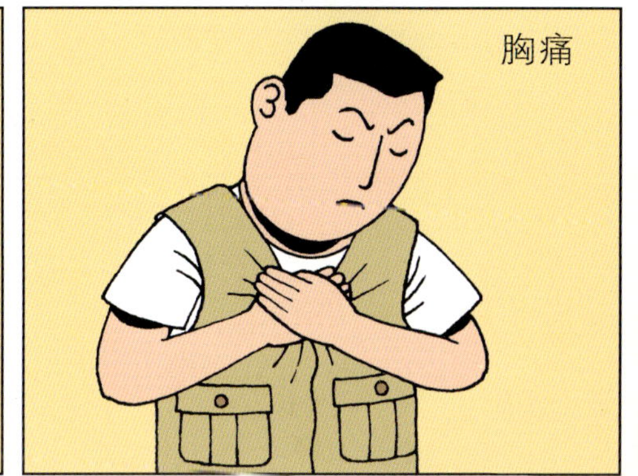

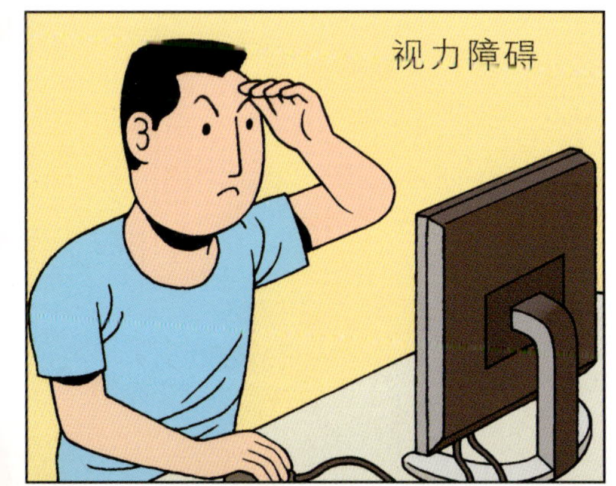

很多高血压患者可以无症状

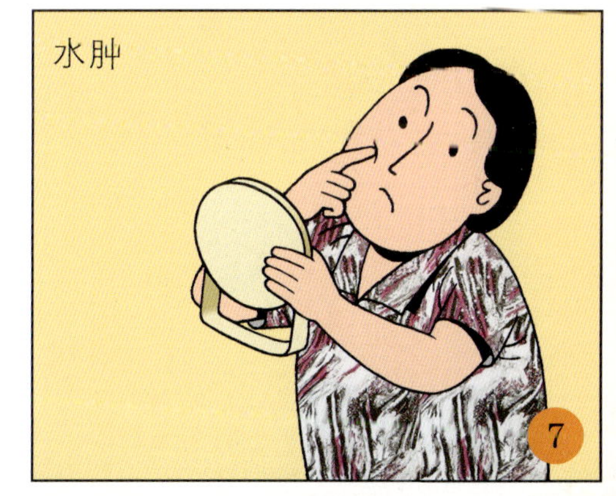

严重的高血压可损害人体心、脑、肾、视网膜等重要器官，造成严重病变。

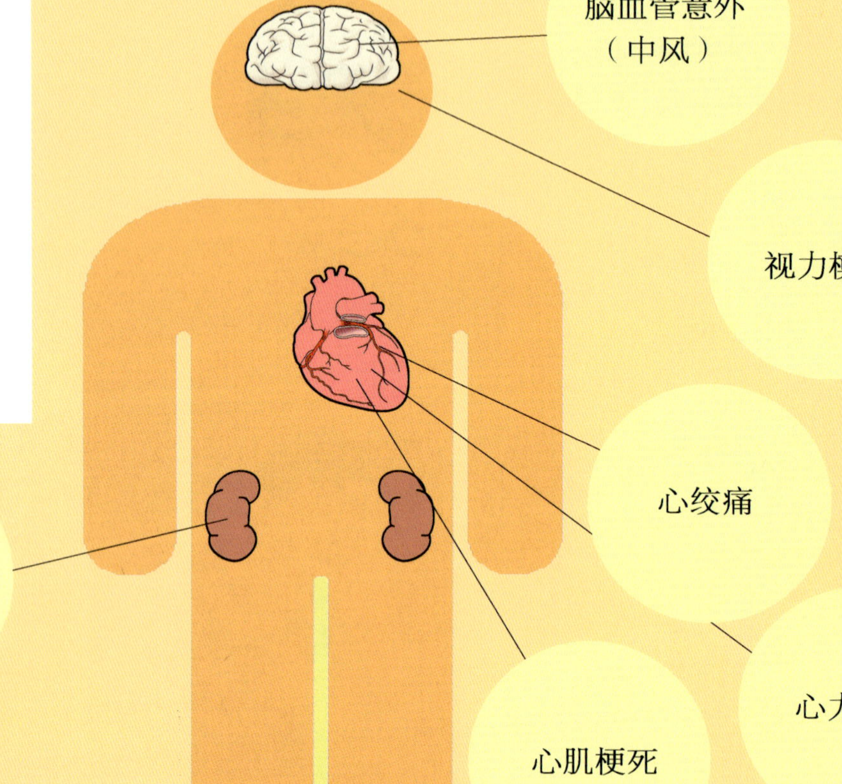

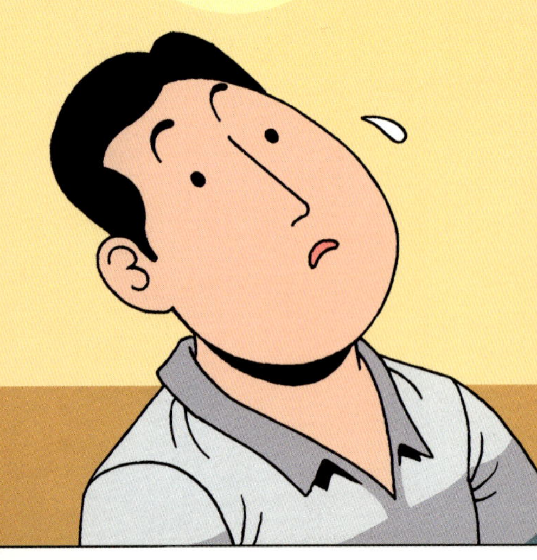

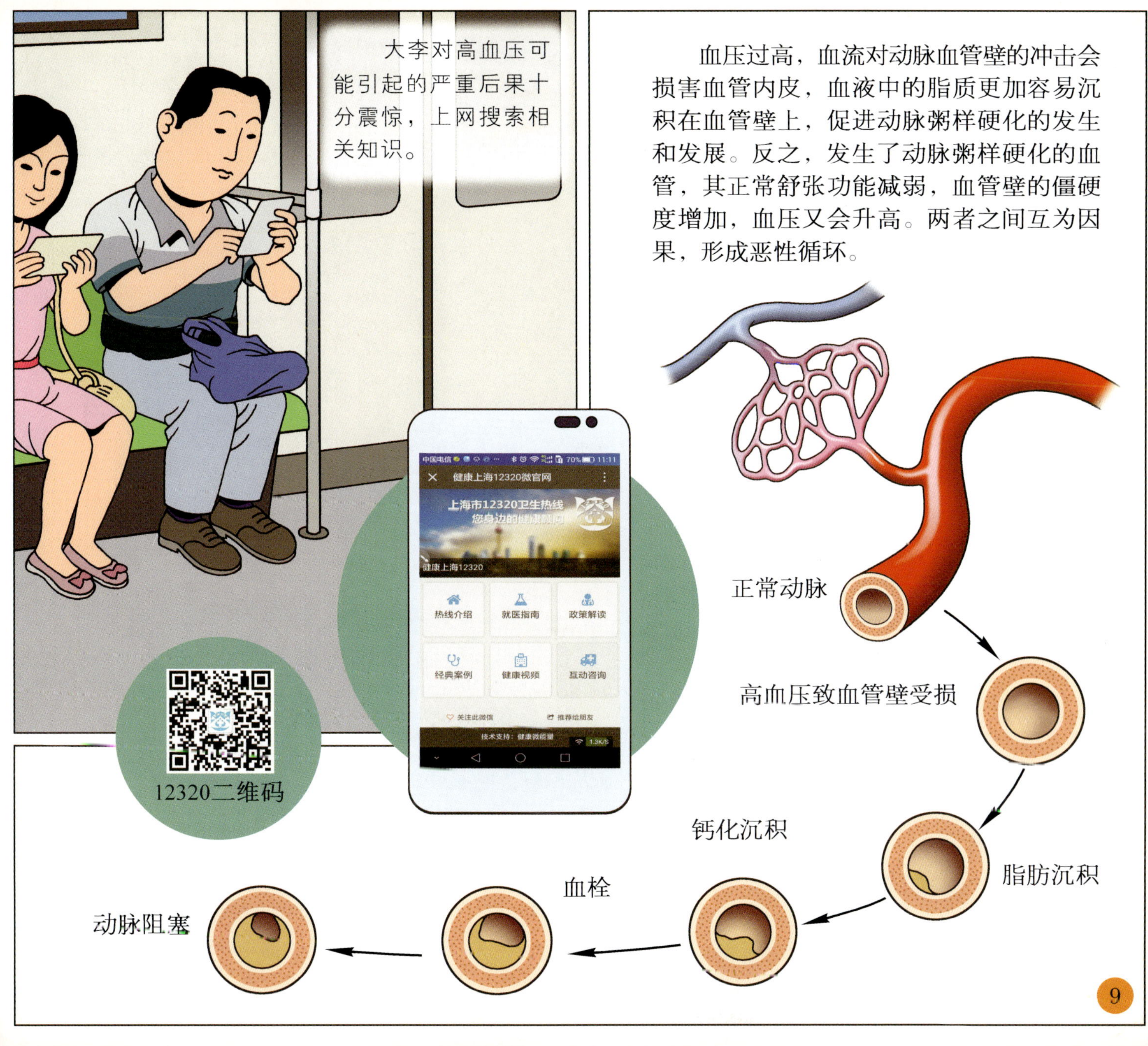
大李对高血压可能引起的严重后果十分震惊，上网搜索相关知识。
血压过高，血流对动脉血管壁的冲击会损害血管内皮，血液中的脂质更加容易沉积在血管壁上，促进动脉粥样硬化的发生和发展。反之，发生了动脉粥样硬化的血管，其正常舒张功能减弱，血管壁的僵硬度增加，血压又会升高。两者之间互为因果，形成恶性循环。
健康上海12320微官网
上海市12320卫生热线
健康上海12320
热线介绍
就医指南
政策解读
经典案例
健康视频
互动咨询
关注此微信
推荐给朋友
12320二维码
正常动脉
高血压致血管壁受损
脂肪沉积
钙化沉积
血栓
动脉阻塞

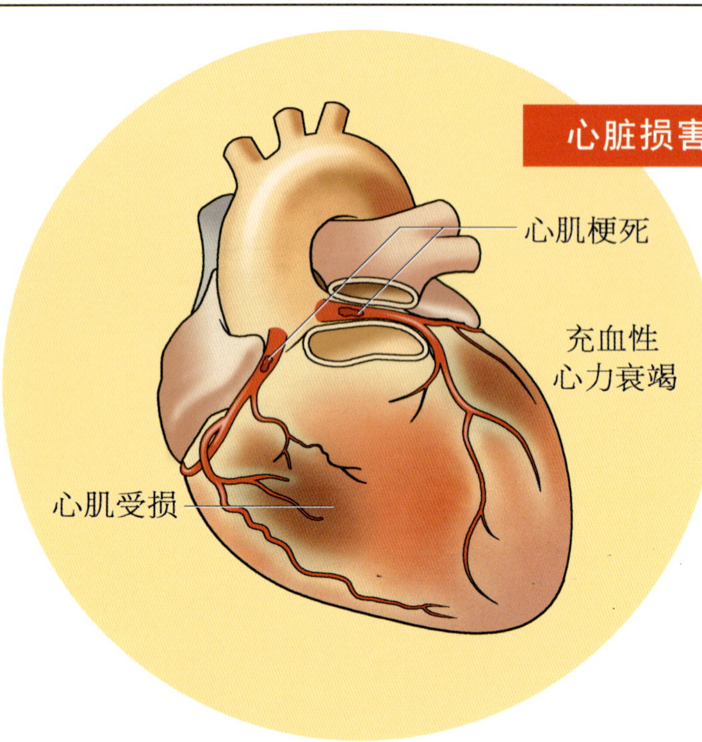
心脏损害
心肌梗死
充血性
心力衰竭
心肌受损

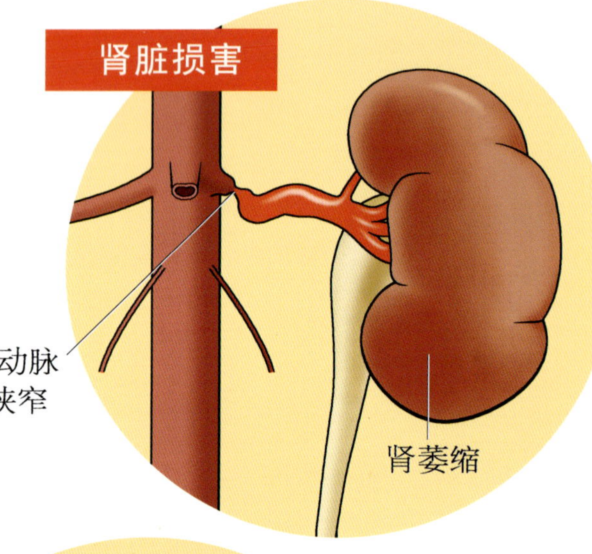
肾脏损害
肾动脉
狭窄
肾萎缩

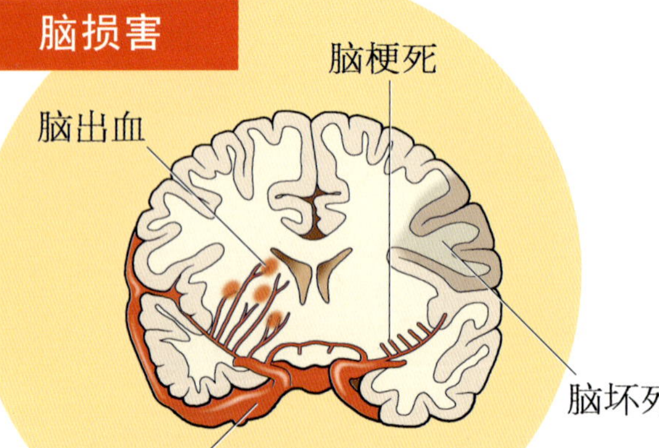
脑损害
脑梗死
脑出血
脑坏死
脑血管瘤破裂

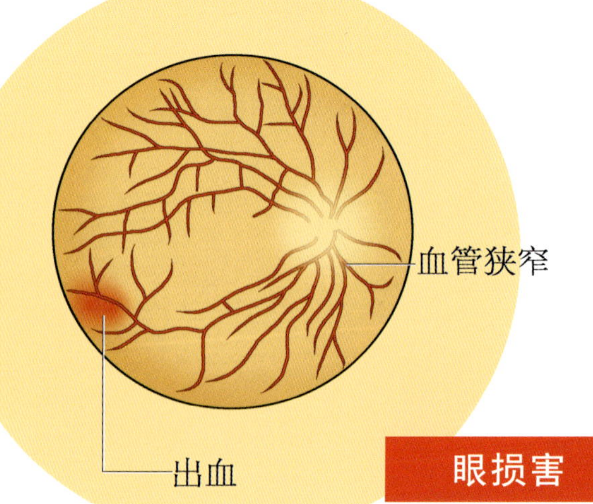
血管狭窄
出血
眼损害

导致高血压的危险因素

超重或肥胖

中国成人正常体质指数 [BMI=体重(kg)/身高的平方(m²)]为19～24，≥24为超重，≥28为肥胖。BMI与血压水平呈正相关，男性腰围≥85cm，女性腰围≥80cm，患高血压的危险是腰围低于这个界限者的3.5倍。

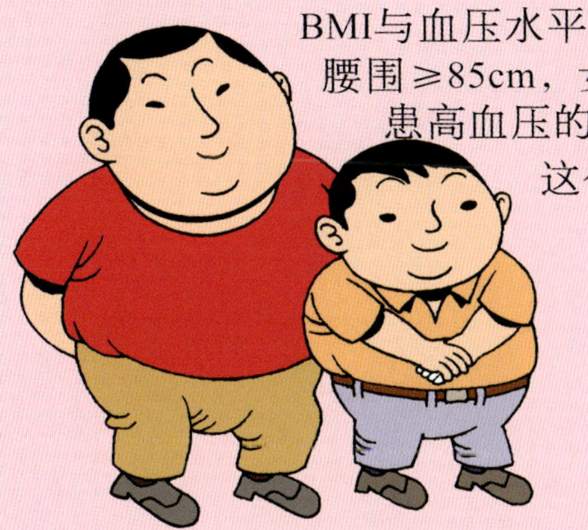

膳食高钠

膳食钠盐摄入量与血压水平明显相关，世界卫生组织建议每人每天钠盐摄入量≤5 g。

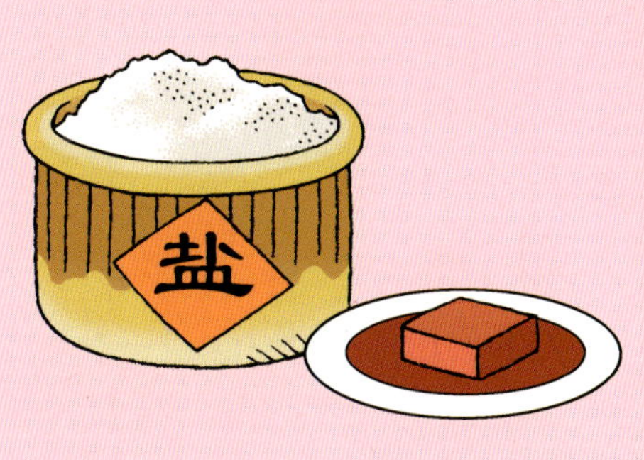

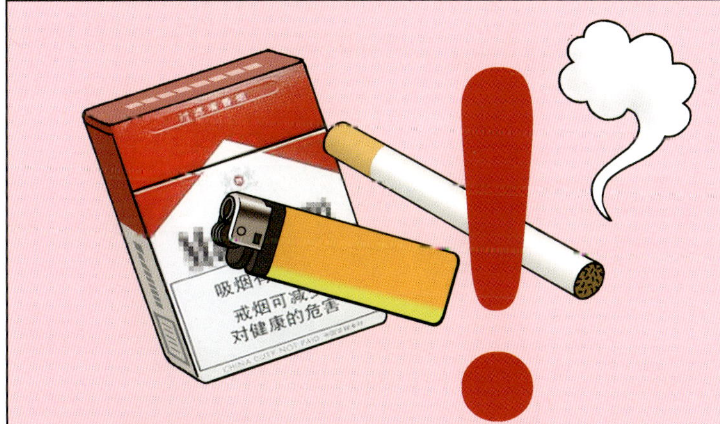

吸烟

研究表明，吸烟会引起血压升高且对心脏产生不良影响。

过量饮酒

饮酒的男性比不饮酒的男性发生高血压的危险增加40%，且血压升高幅度随着饮酒量的增加而增大。

心理社会因素

长期工作和生活的压力、各种原因引起的情绪波动、精神紧张都可能使血压升高。

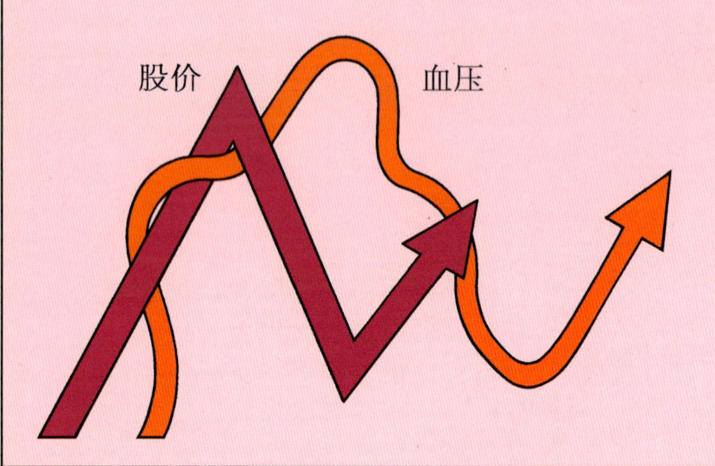

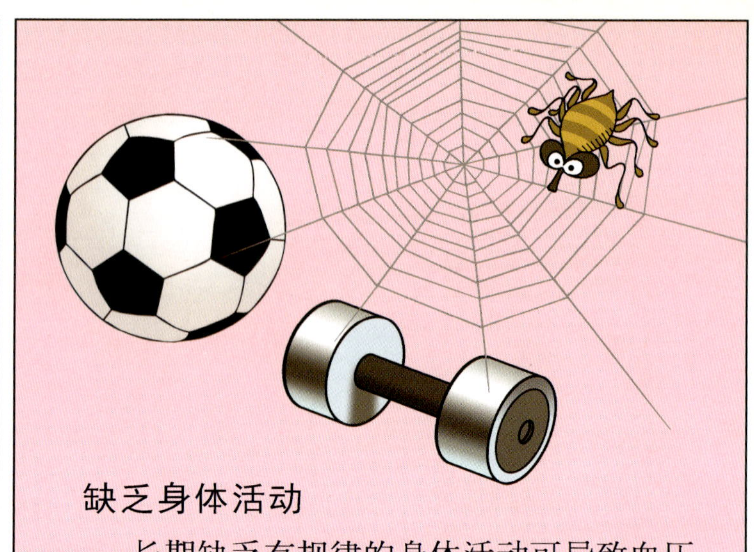

缺乏身体活动

长期缺乏有规律的身体活动可导致血压升高，而适当的体育锻炼可以使血压下降4～9mmHg。

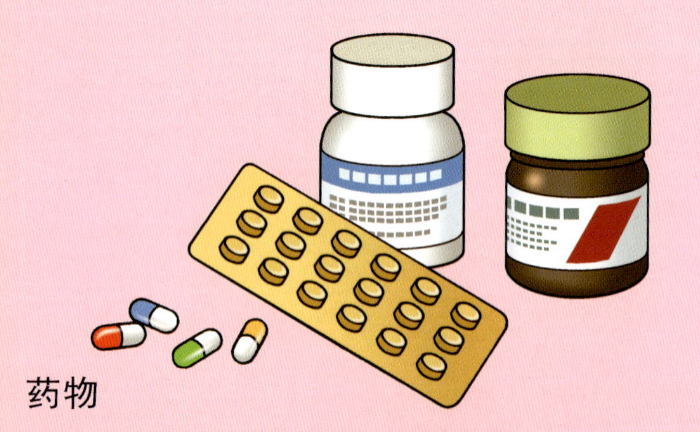

药物

有些药物可引起高血压，如激素类药物(泼尼松、地塞米松、氢化可的松等)、止痛药物（吲哚美辛、保泰松等）、口服避孕药、中药甘草、麻黄素等。

糖耐量异常或糖尿病

糖尿病或早期的糖耐量受损均可不同程度升高血压。

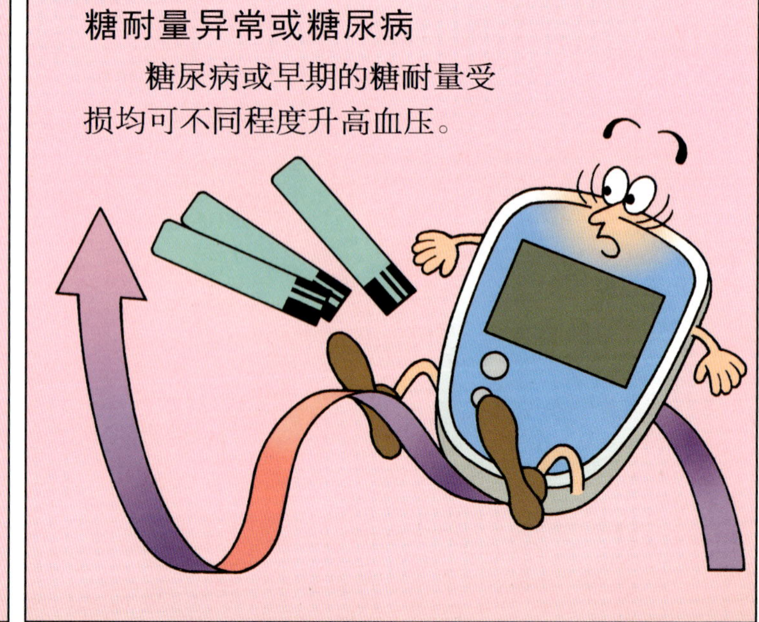

高血压的用药注意事项、治疗目标及终身治疗

1. 大李对自己喜欢喝酒、重口油腻且身体渐胖的现状有了警觉和反思。

2. 再次就医，医生确认大李患上高血压。
只要按医嘱用药，定期检查，把血压控制在目标范围内，还是可以在很大程度上避免并发症产生的。

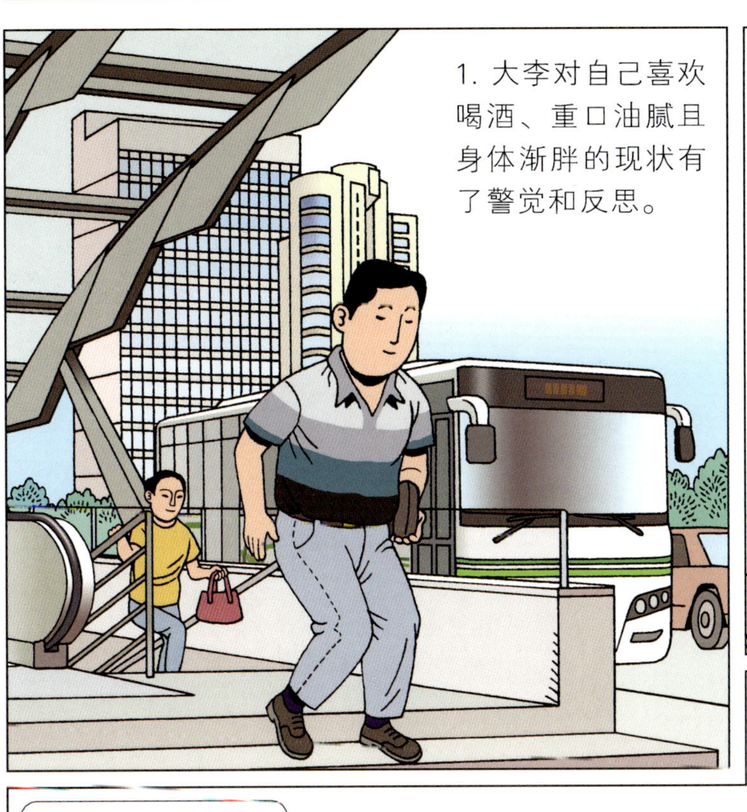

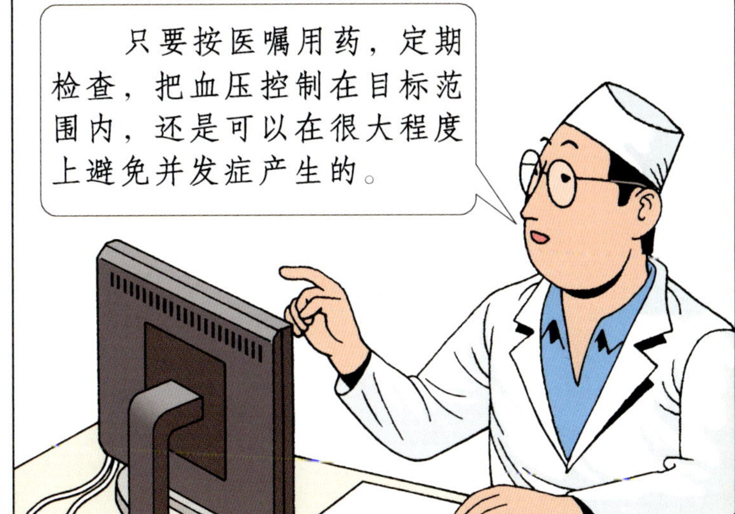

好麻烦呀，有没有快速的或一劳永逸的解决办法啊？

3. 控制血压的同时，伴随着健康的生活方式养成，如减重、运动、低脂肪和低盐饮食，可以清除环境升压因素的影响，药物或可逐步减量，但仍应进行定期检查。

高血压强调终身治疗，以目前的医疗水平不可能根治，切勿上不法药商的当。

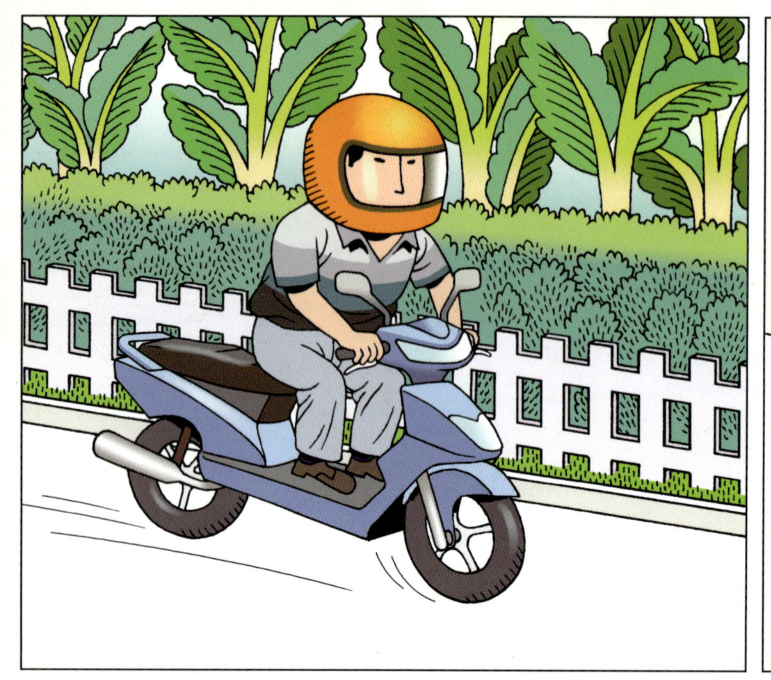

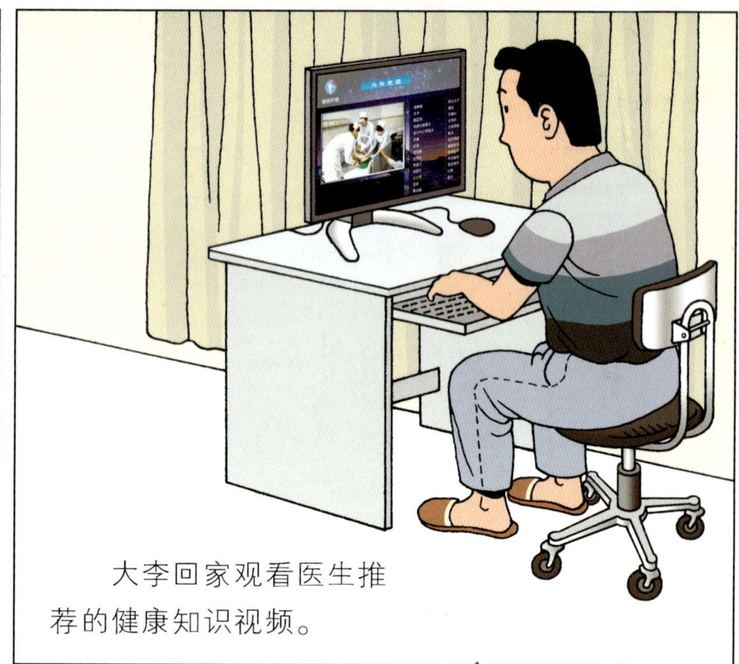

大李回家观看医生推荐的健康知识视频。

高血压患者用药注意事项：

- 忌突然停药。长期服用降压药的高血压患者，如果突然减量或停药，可使血压反跳而引起一系列反应，称为降压药停药综合征。
- 忌快速降压。血压降得太快太低，使脑、心、肾的供血减少，可诱发心绞痛、肾衰竭、缺血性中风等。因此服药时要严遵医嘱，不得擅自增加药量。
- 忌不按时服药。大多数高血压患者每天上午9~11时、下午3~6时血压最高，午夜最低。因此，应按照医嘱建议的服药时间按时服药，避免因服药时间不当造成血压控制不佳。
- 忌不定期检查。定期检查血脂、血糖、血钾、肾功能是反映用药是否合理的重要程序。
- 忌胡乱用药。降压药品种较多，作用的部位、效果各异，不良反应、适应证、禁忌证各不相同。因此，用哪种药物效果好，应遵医嘱，忌个人不加选择地乱用药。

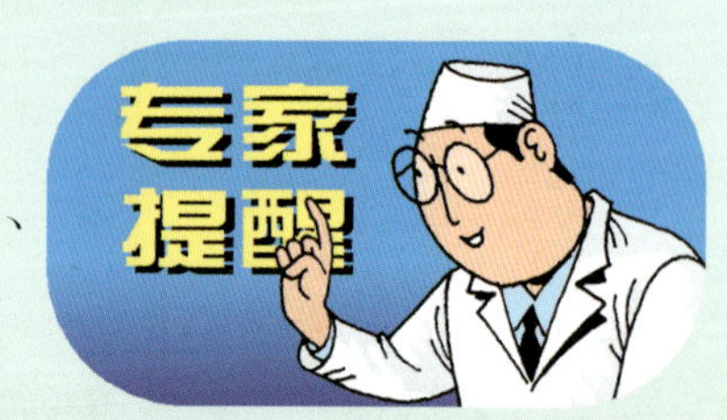

高血压的自我管理——监测血压

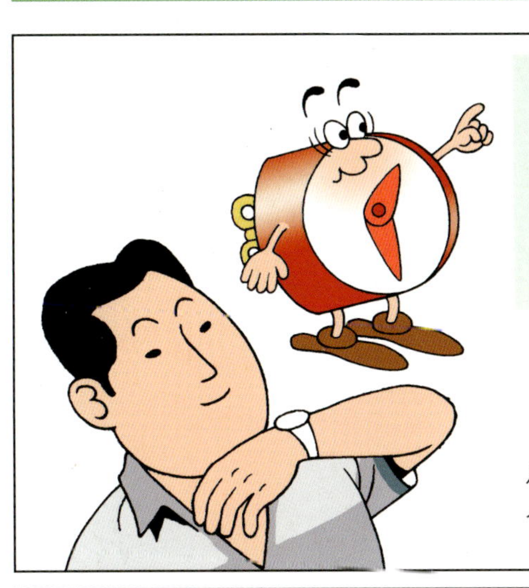

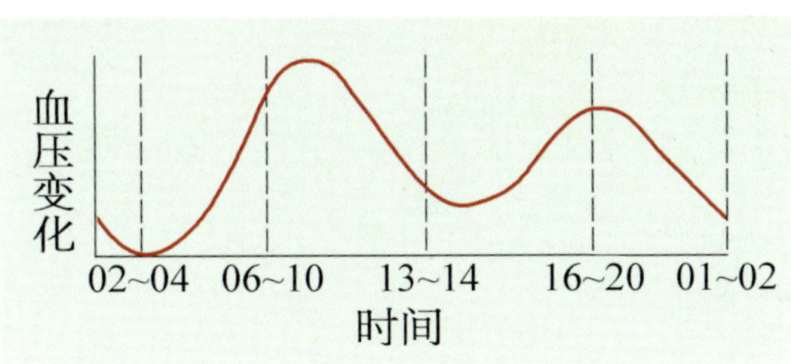

24小时血压变化图

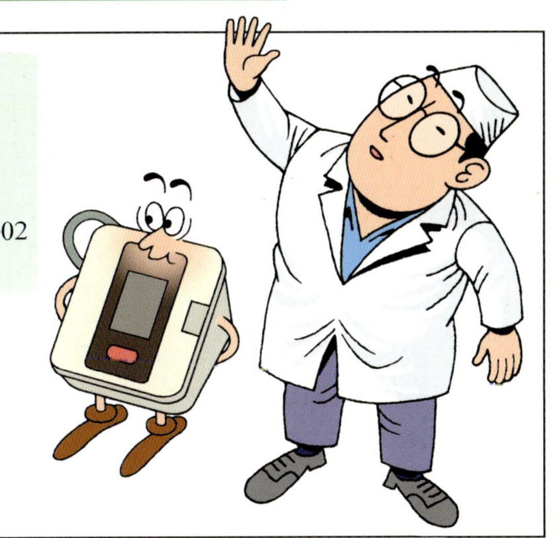

通常而言，一天有5个关键时间点可以监测血压变化，每天选择2个时间点测量即可。

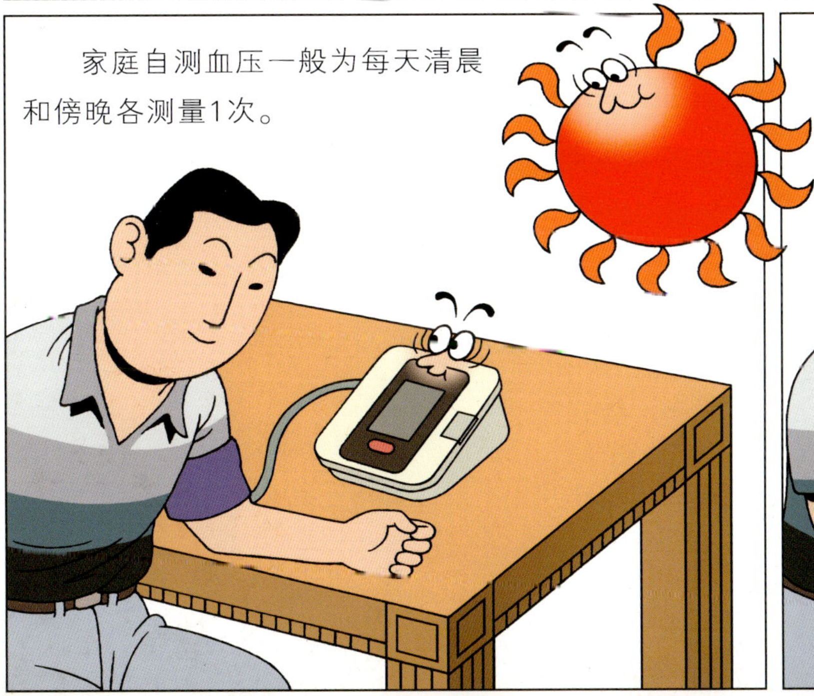

家庭自测血压一般为每天清晨和傍晚各测量1次。

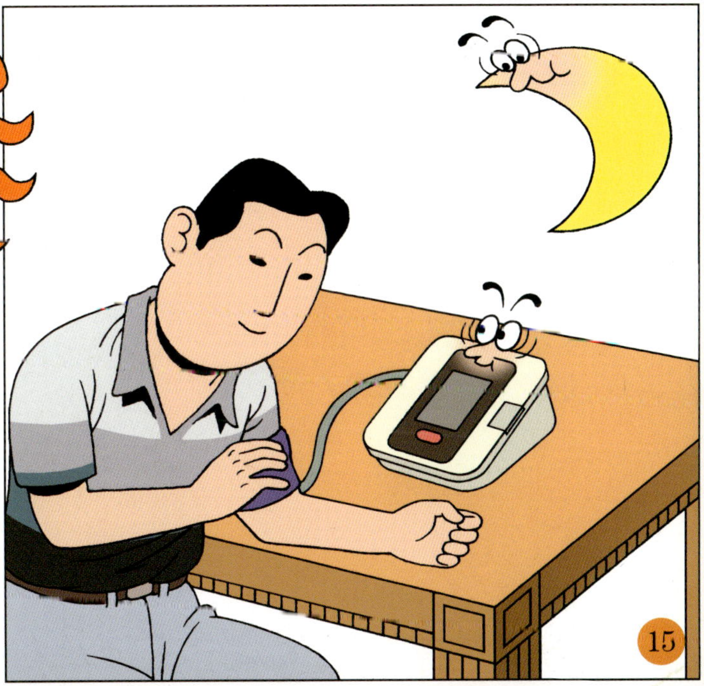

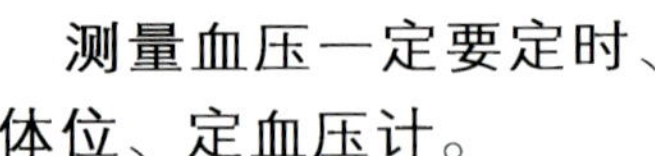

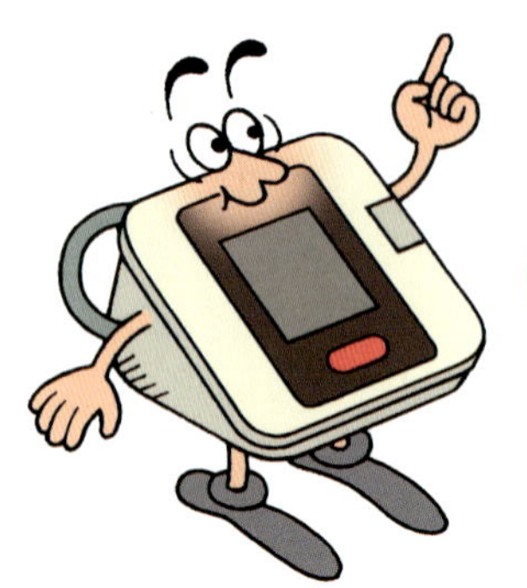

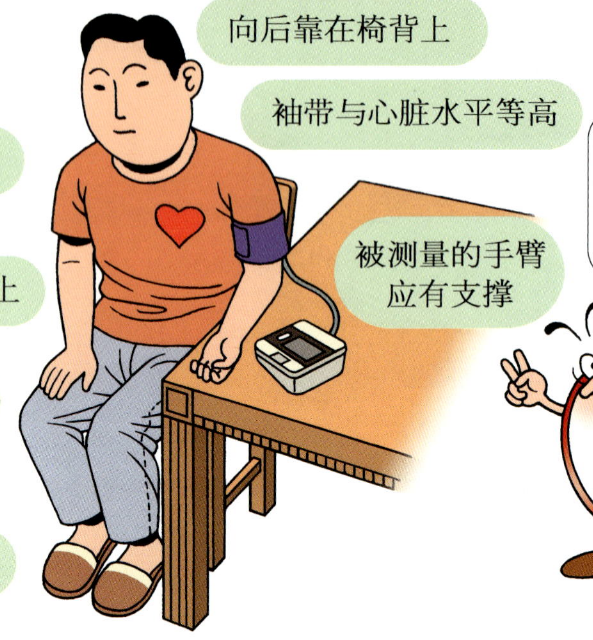

重复测量应间隔2分钟以上。

测量血压的5个关键时间点：

序号	时间点	意　义
1	清晨刚醒来，但未起床前	反映一天血压的峰值
2	上午10点左右	反映服药后的血压变化
3	下午2～3点	反映血压的反跳(很多高血压患者服药后，上午血压控制得还可以，到下午血压就开始升高，而血压升高的时间多在此时间段内)
4	晚饭前后(下午6点左右)	反映服用降压药后血压的控制情况
5	睡觉前(晚上10～11点)	反映血压在夜间的变化

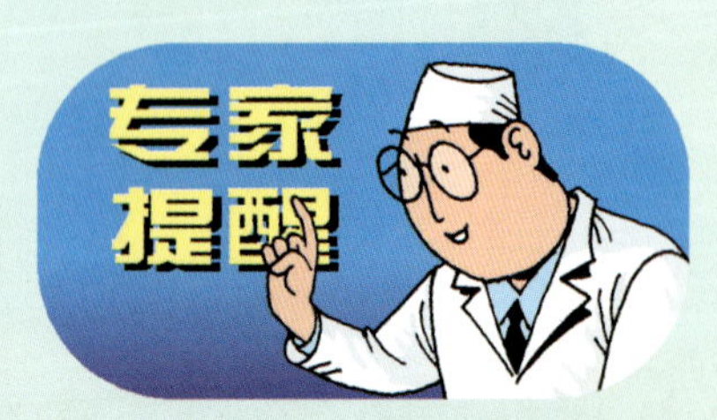

高血压的自我管理——生活起居

养成健康的生活方式在高血压防治过程中极其重要。

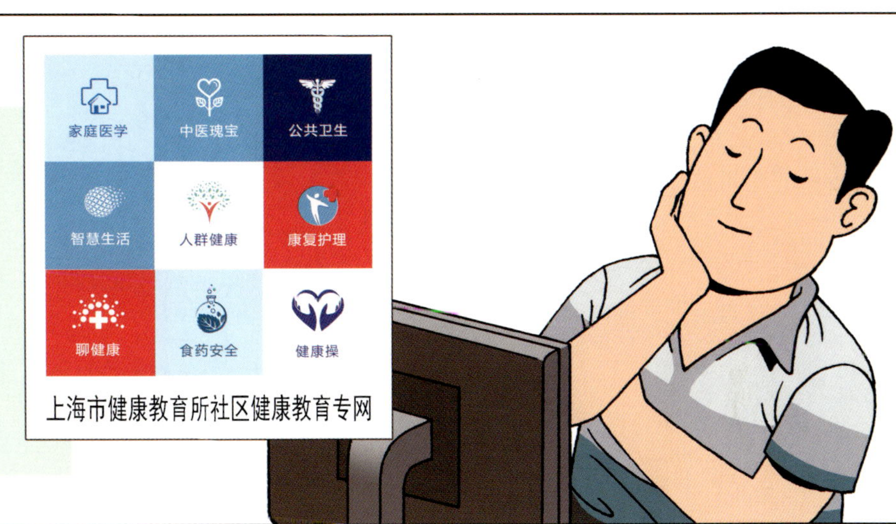

缓慢起床

早晨醒来，先在床上仰卧，活动一下四肢和头颈部；然后慢慢坐起，活动几次上肢，再下床活动。这样血压不会有太大的波动。

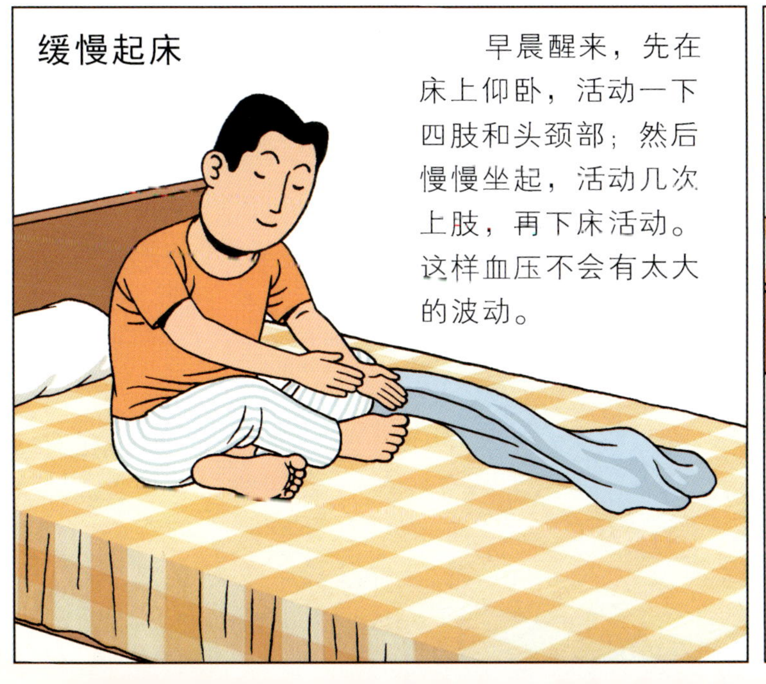

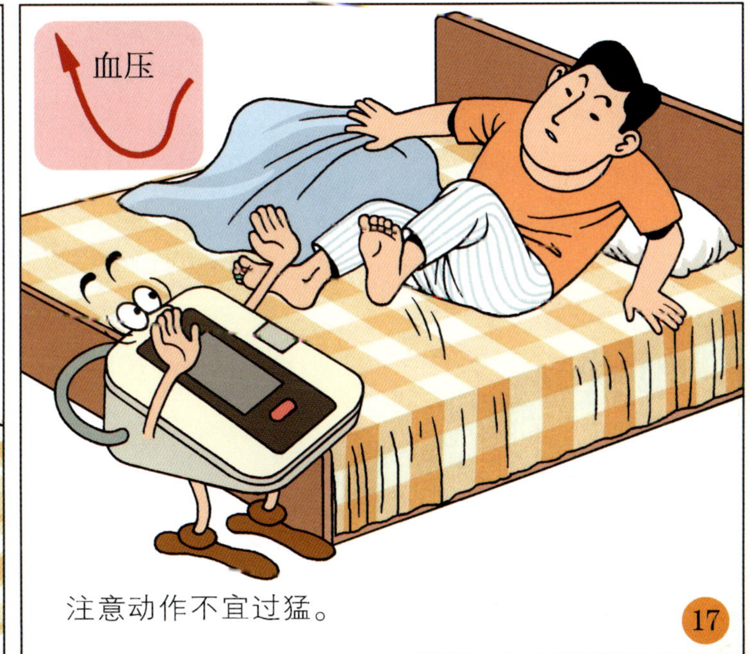

注意动作不宜过猛。

温水洗漱

过热、过凉的水都会刺激皮肤感受器，引起周围血管舒缩，进而影响血压。

血压

以30~35℃的温水洗脸、漱口最为适宜。

晨饮一杯

早上起床漱口后饮白开水一杯，既有冲洗胃肠道的作用，又可稀释血液、降低血液黏稠度、通畅血液循环、促进代谢、降低血压。

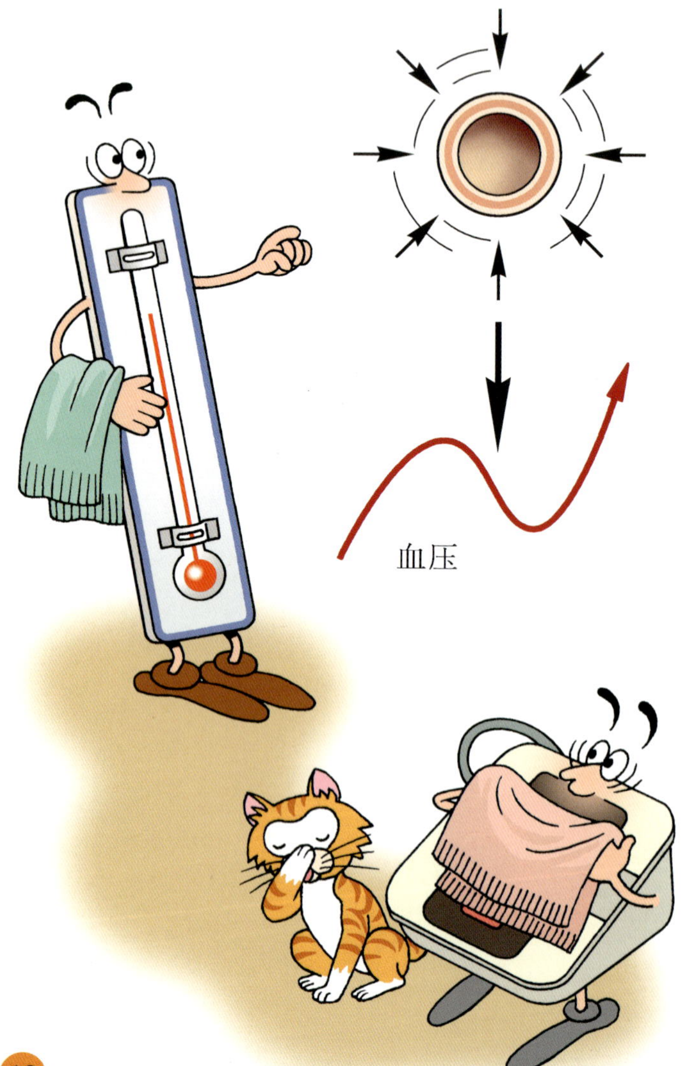

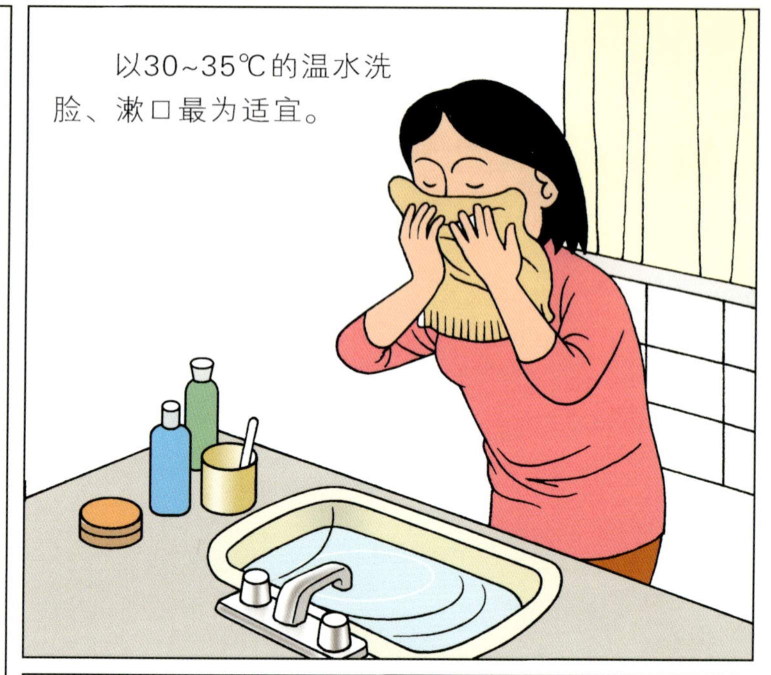

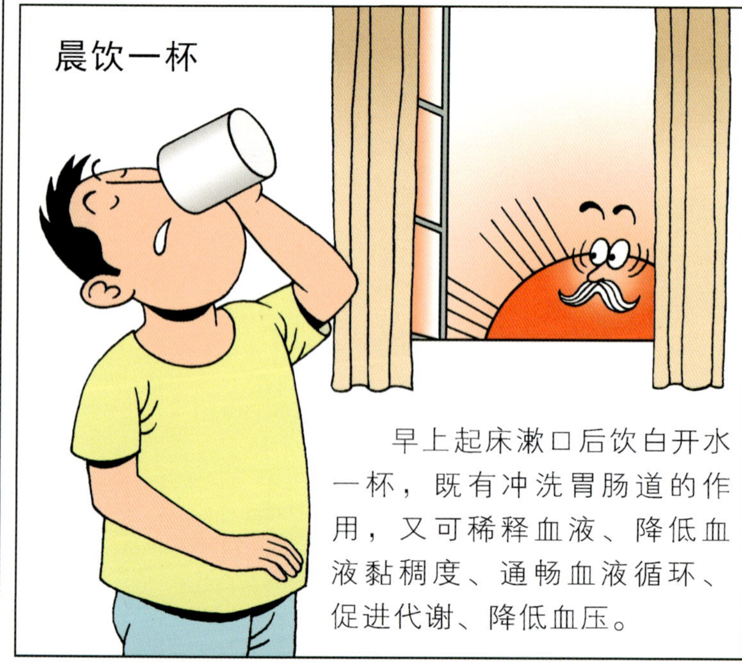

适当锻炼

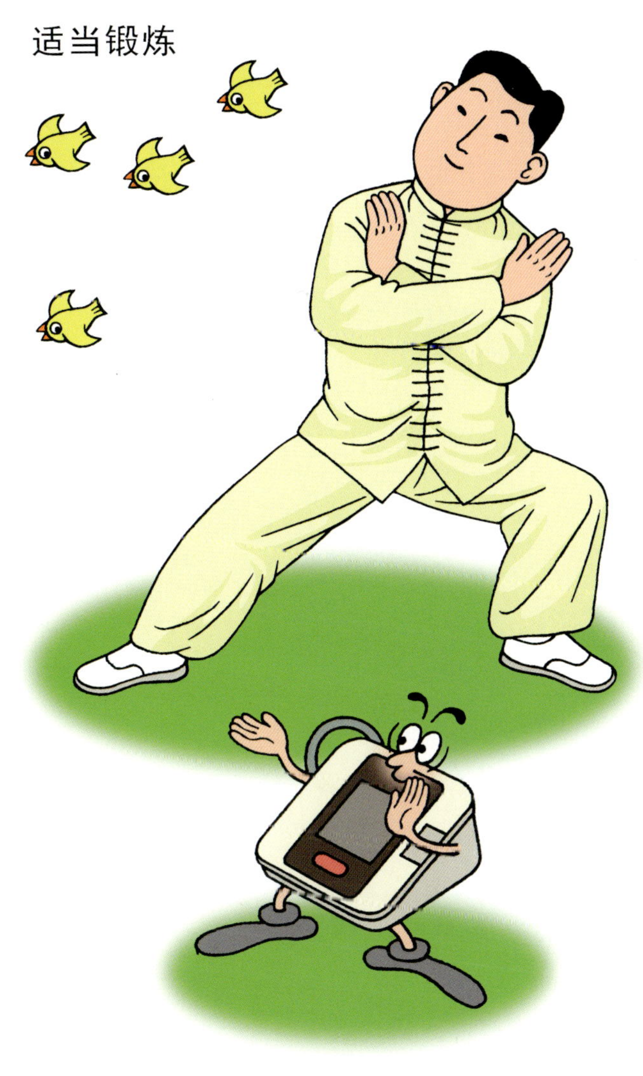

每天至少进行30分钟的中低强度有氧运动(如步行、慢跑、骑车、游泳或打太极拳)，可增强血管的舒缩能力，缓解全身中小动脉的紧张程度，有利于降压。

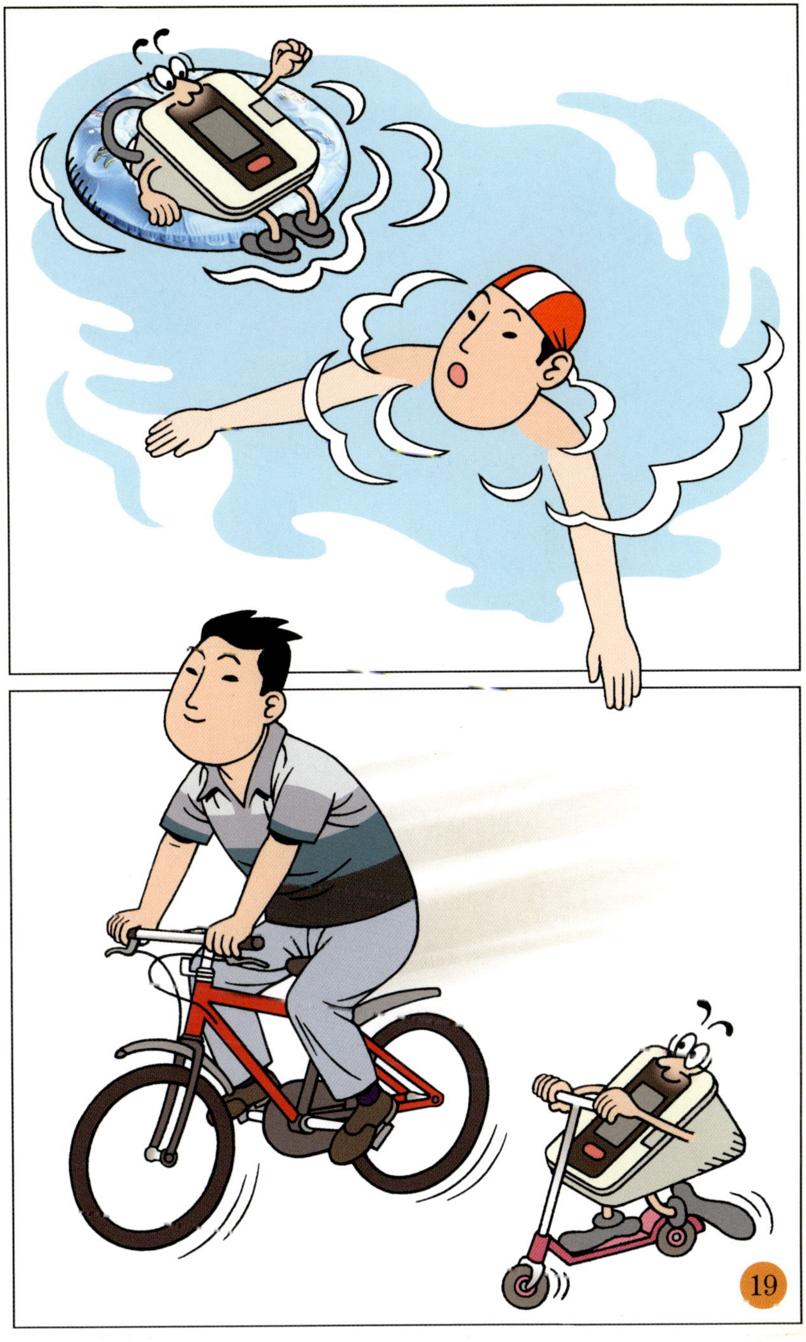

耐心排便

排便宜取坐姿，切勿过于用力。

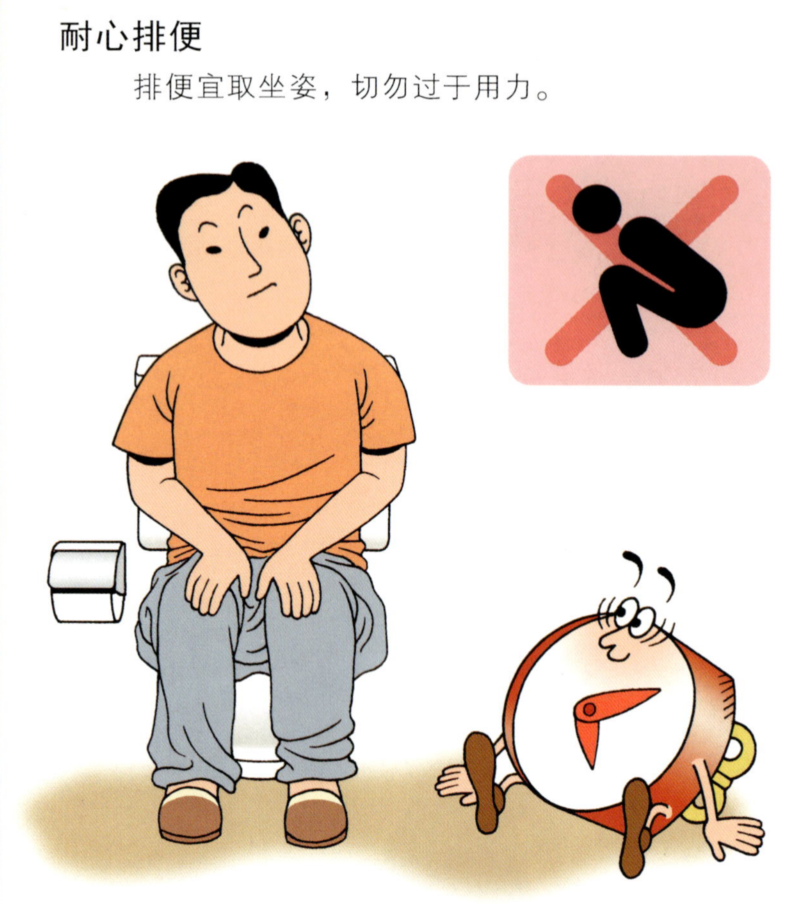

便秘者可适当用些缓泻药。

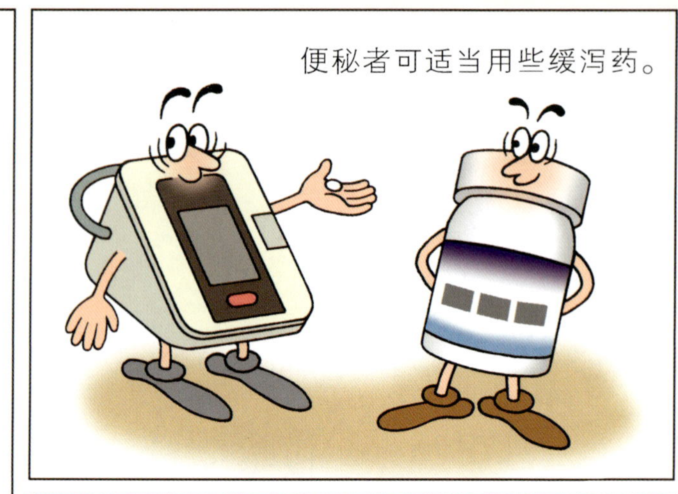

便毕站起时，

动作宜缓慢。

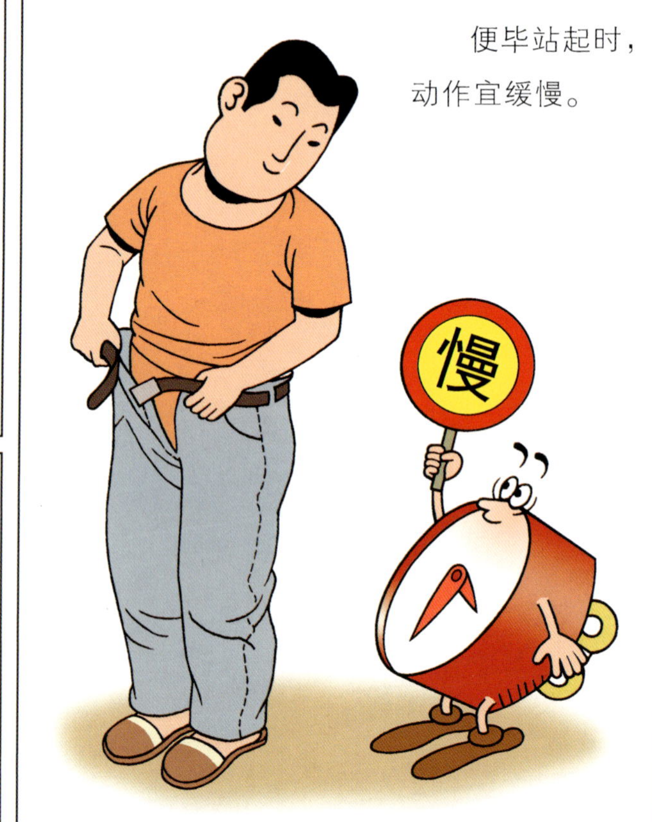

便秘者多吃蔬菜、水果和纤维素含量多的食物。

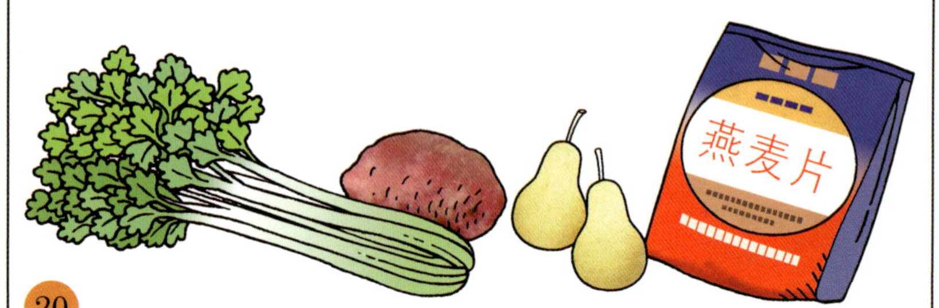

淡定出行

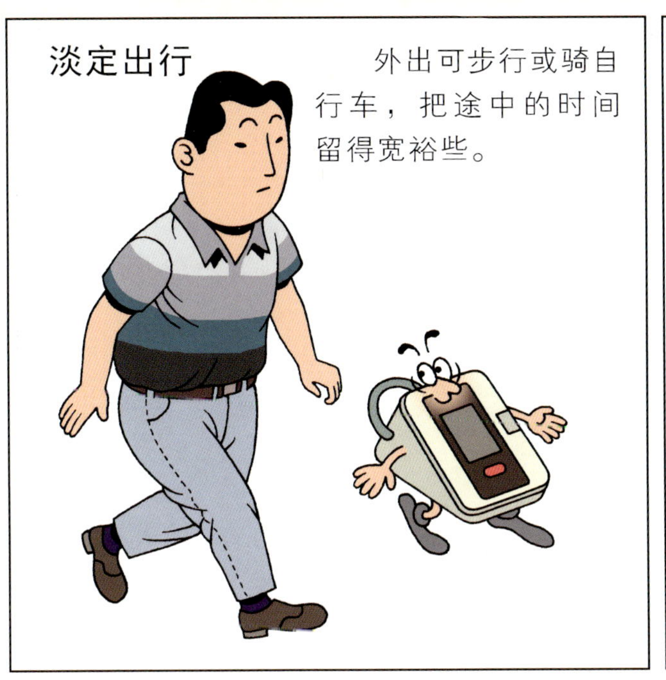

外出可步行或骑自行车，把途中的时间留得宽裕些。

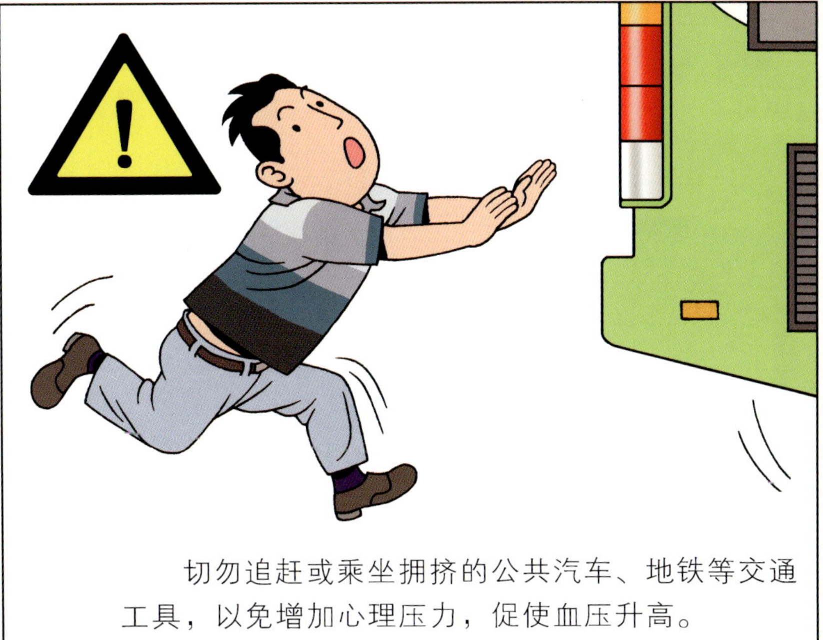

切勿追赶或乘坐拥挤的公共汽车、地铁等交通工具，以免增加心理压力，促使血压升高。

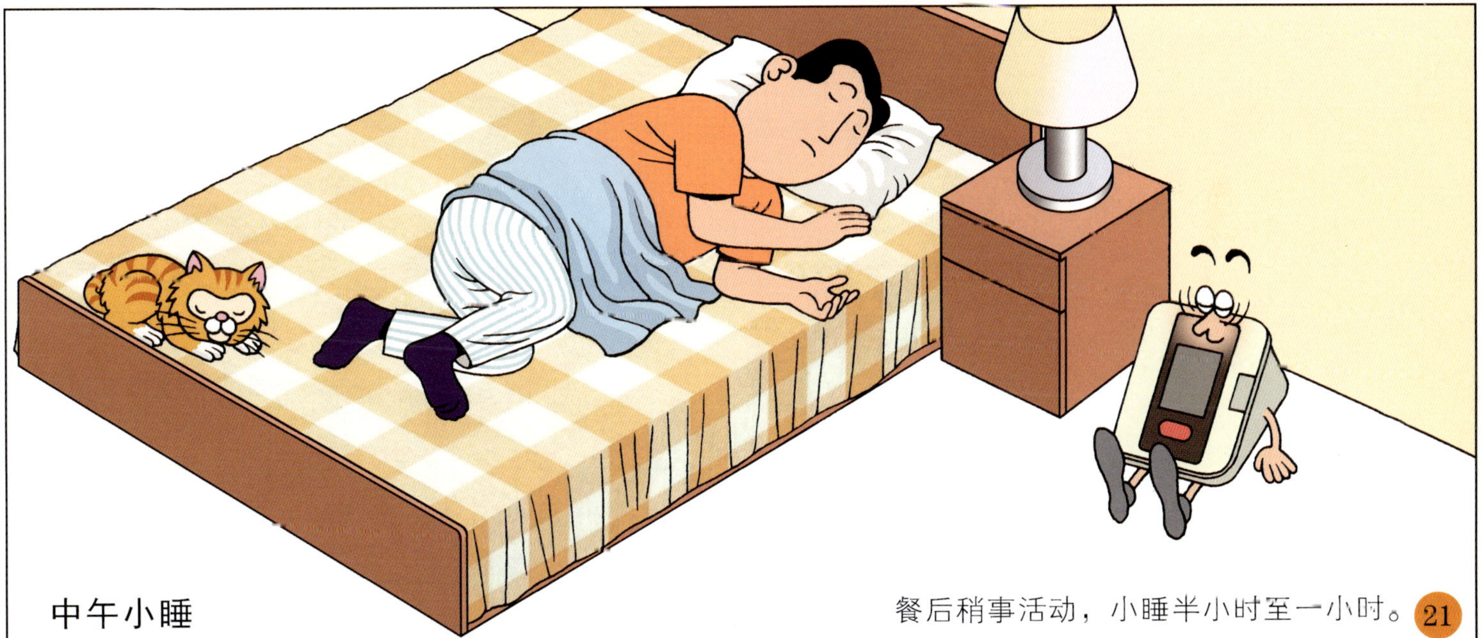

中午小睡

餐后稍事活动，小睡半小时至一小时。

娱乐有节

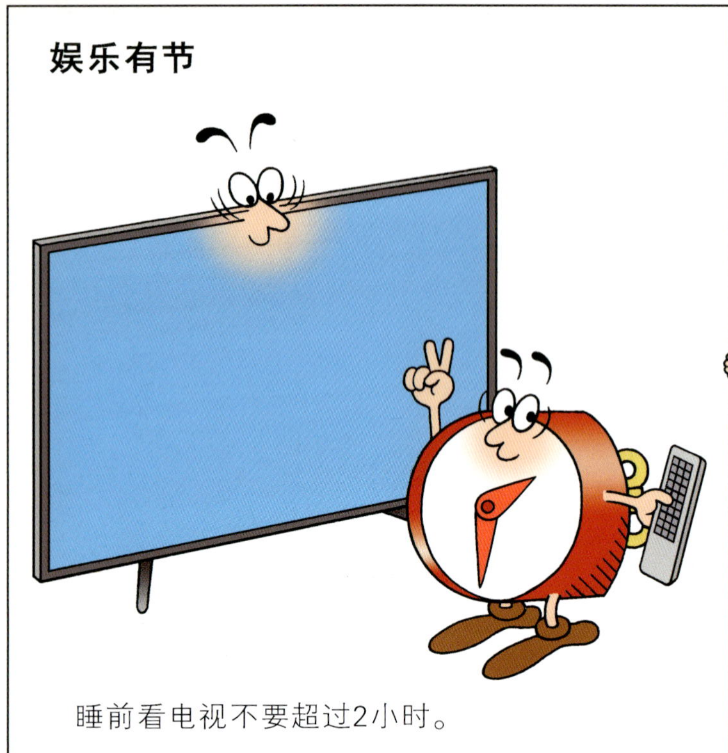

睡前看电视不要超过2小时。

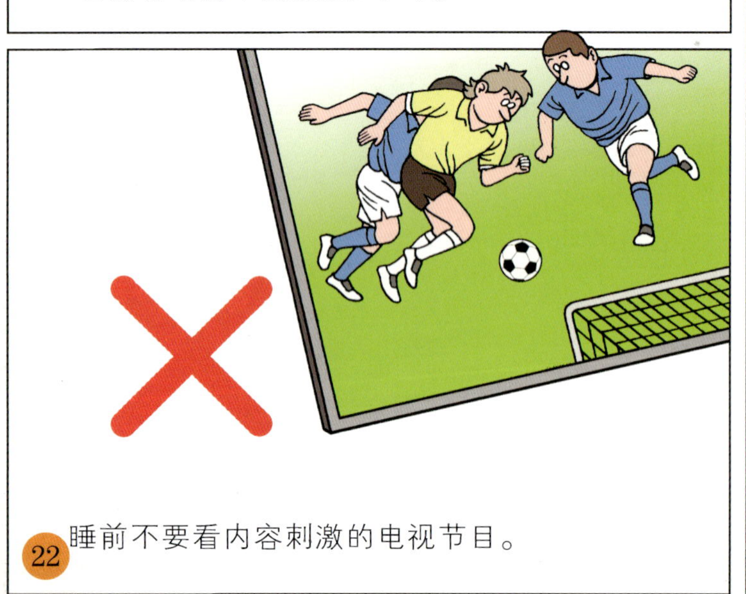

睡前不要看内容刺激的电视节目。

下棋、打麻将要限制时间，要控制情绪，不可过于认真、激动。

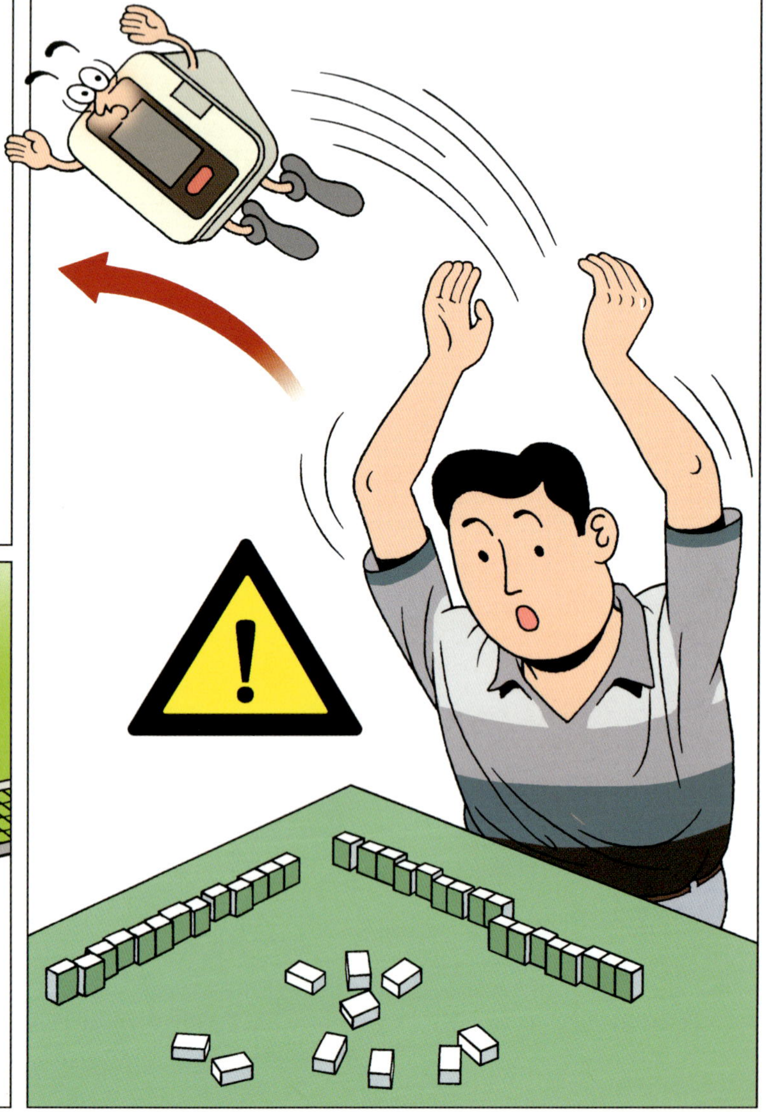

安全洗澡

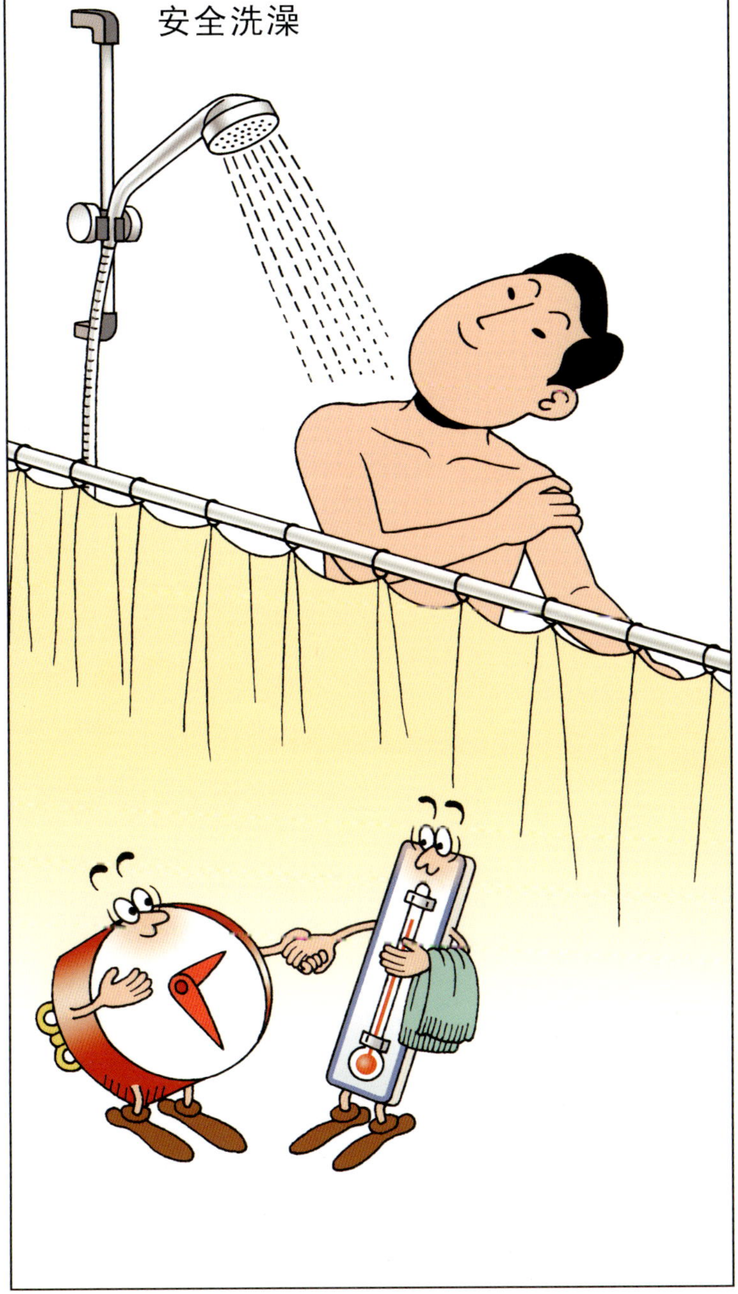

睡前洗脚

上床前用温水洗脚。

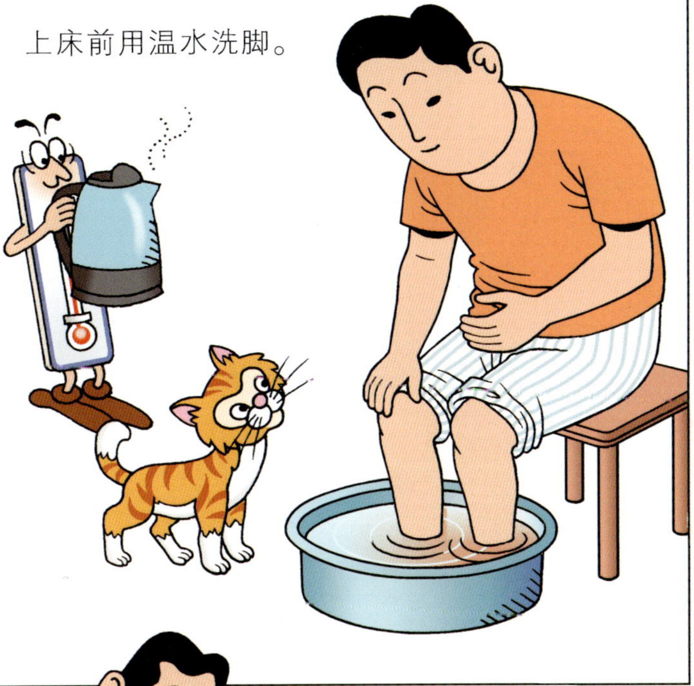

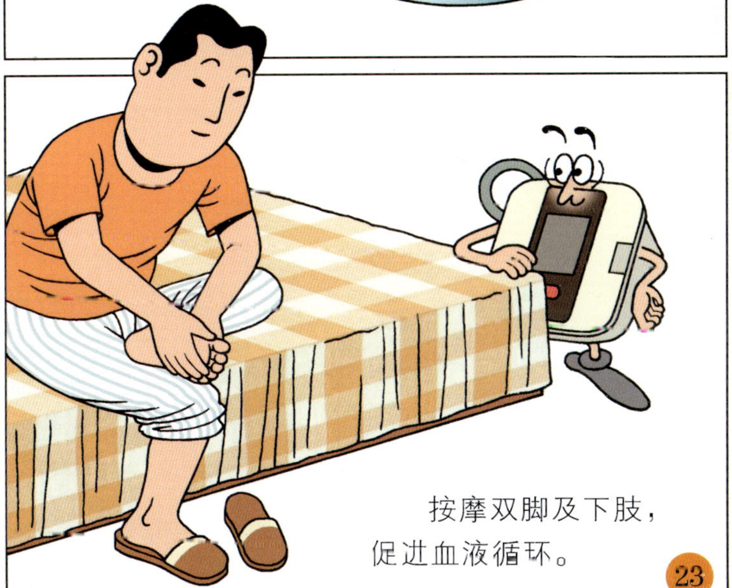

按摩双脚及下肢，促进血液循环。

戒烟

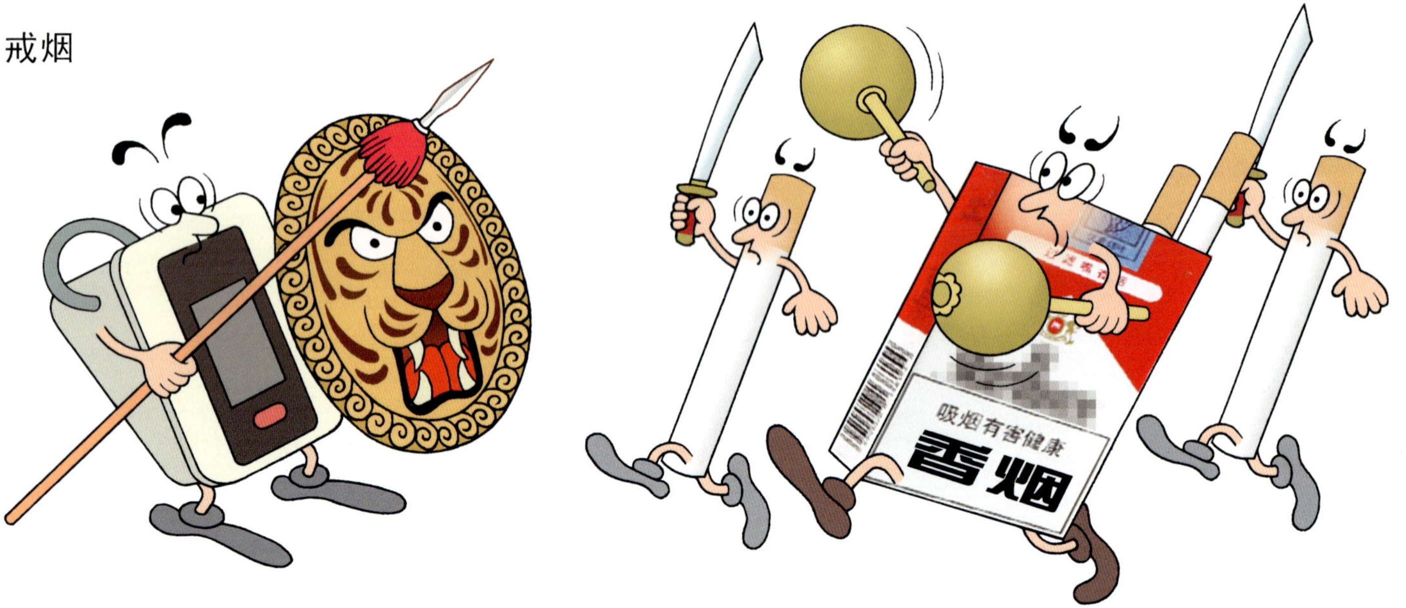

吸烟(包括被动吸烟)可导致血管内皮损害，显著增加高血压患者发生动脉粥样硬化性疾病的风险。

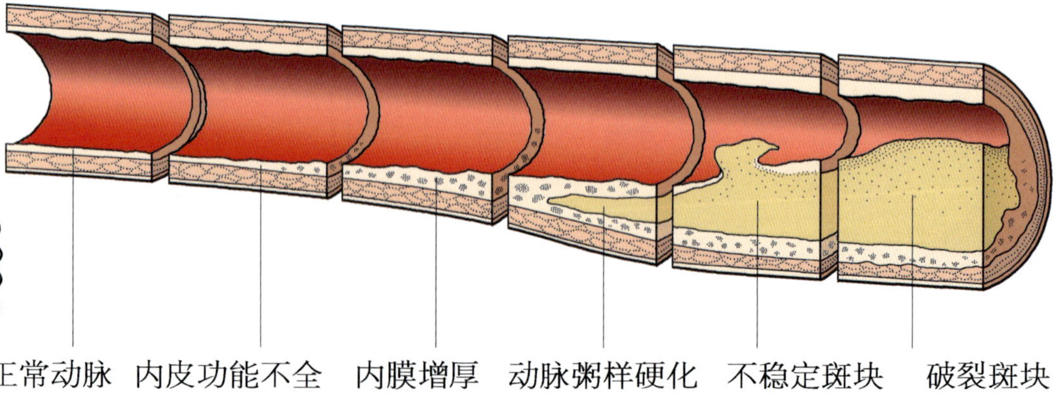

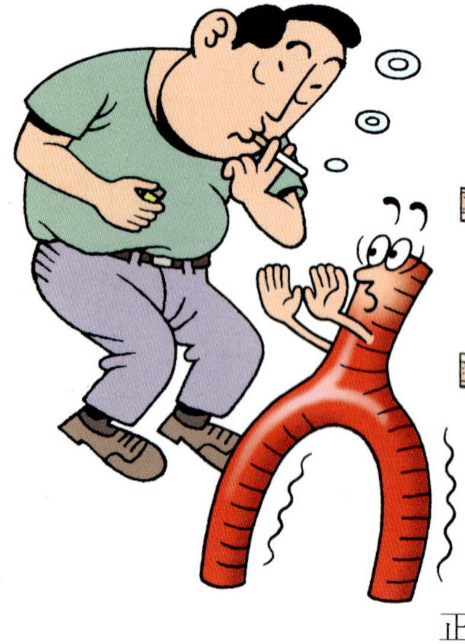

正常动脉　内皮功能不全　内膜增厚　动脉粥样硬化　不稳定斑块　破裂斑块

限制饮酒

高血压患者不提倡饮酒；如饮酒，量宜少。

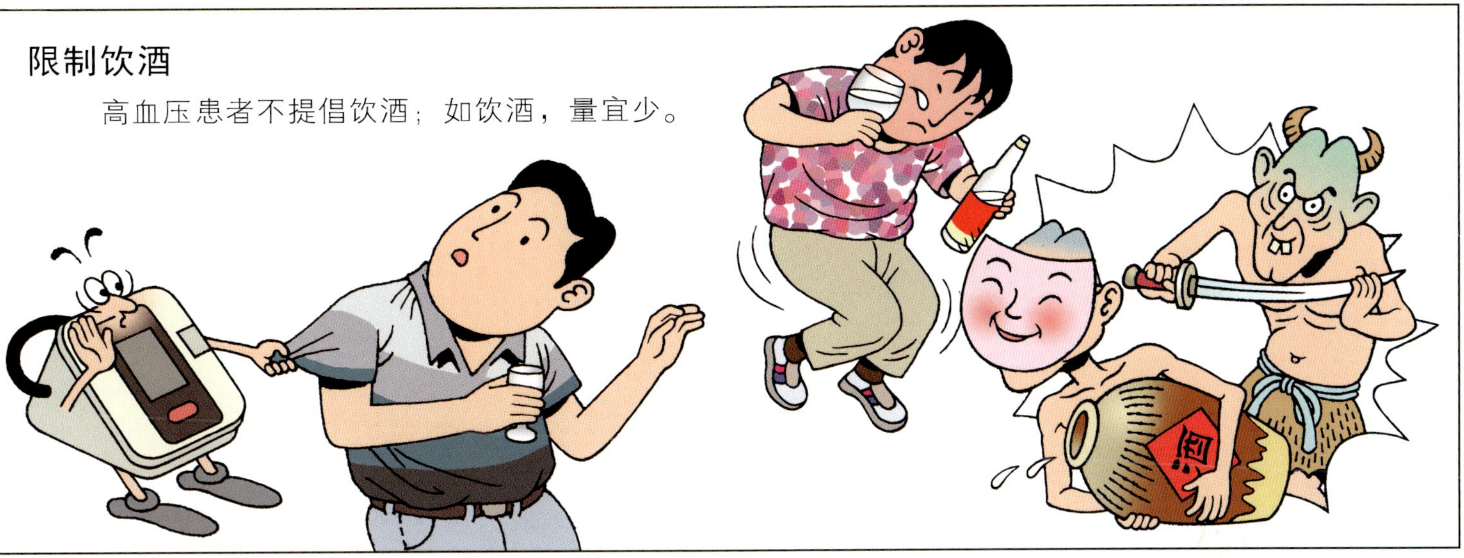

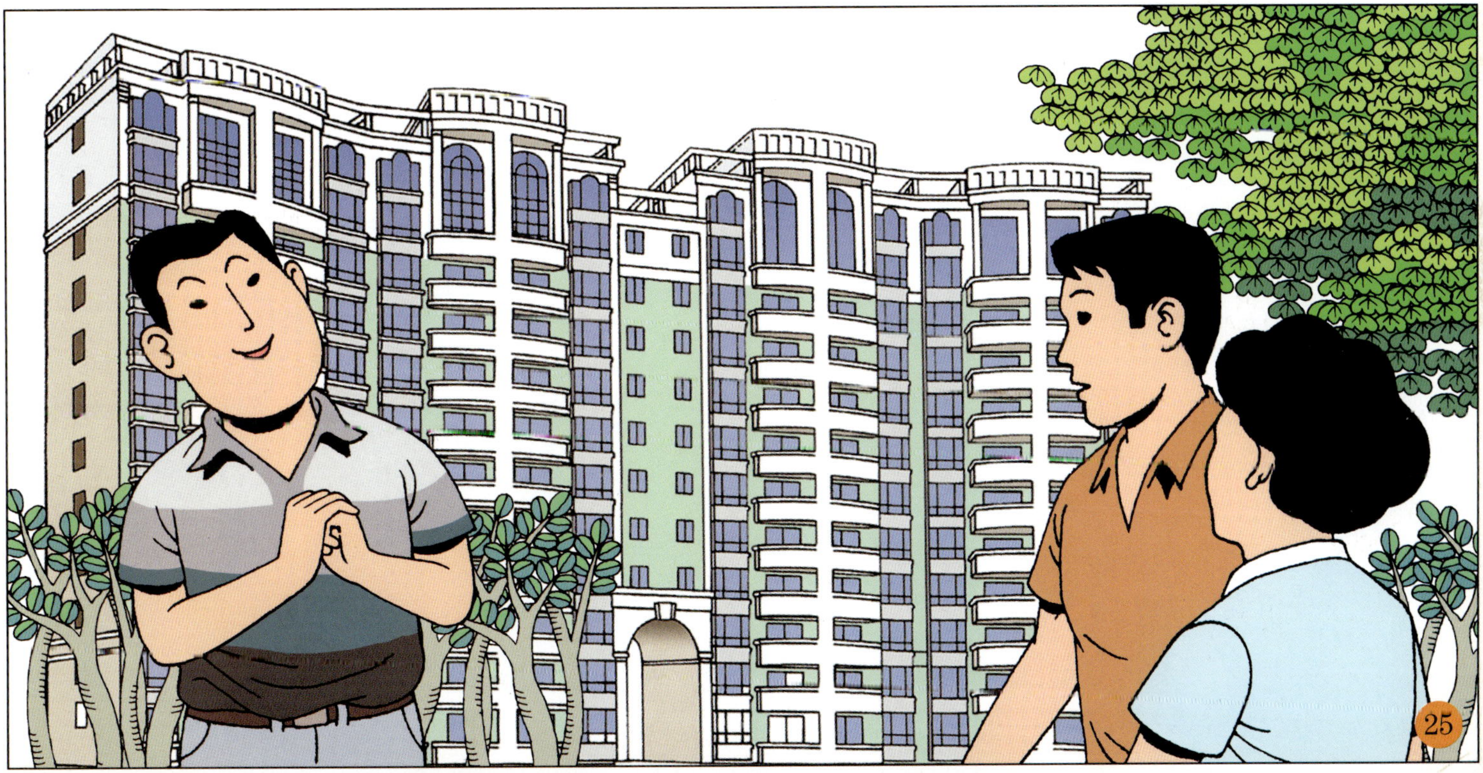

高血压的自我管理——饮食

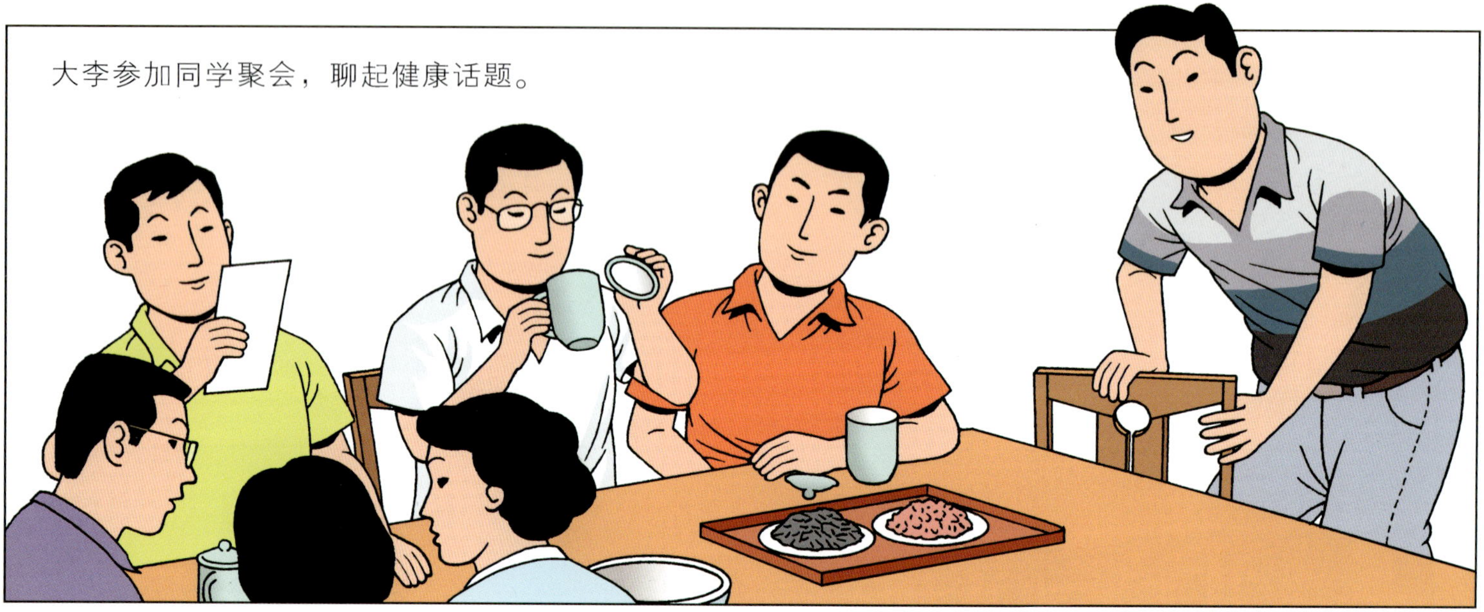

大李参加同学聚会，聊起健康话题。

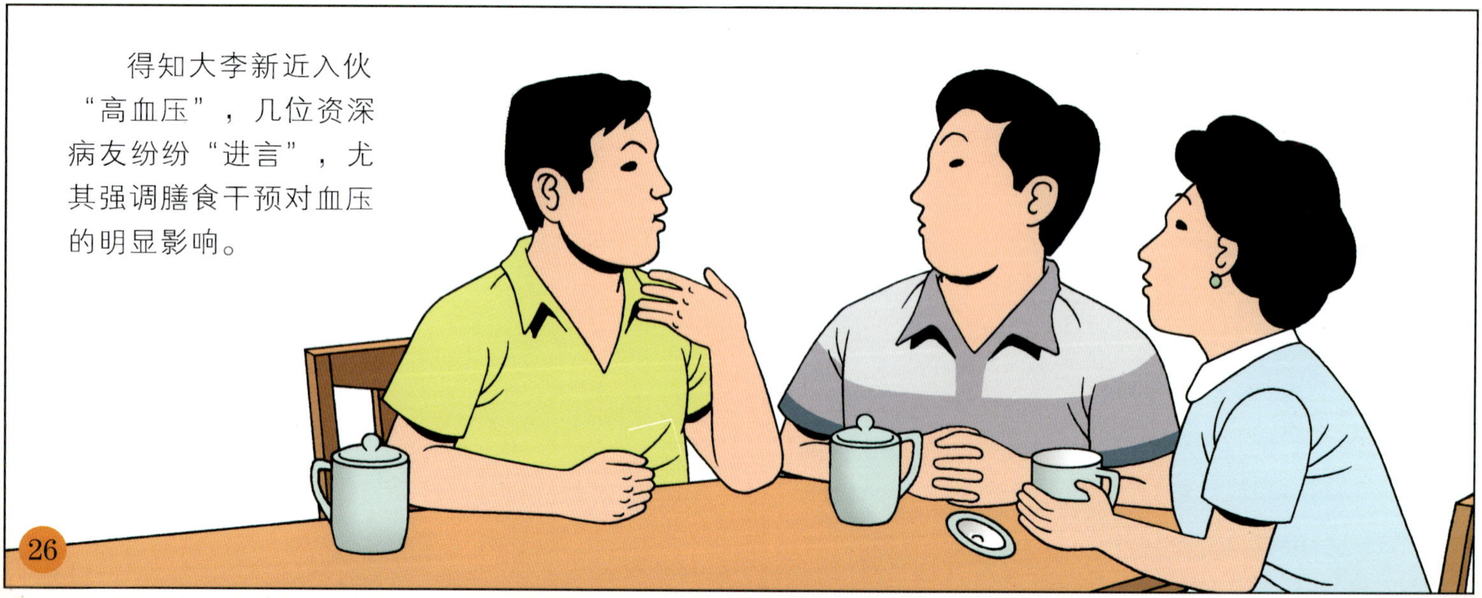

得知大李新近入伙“高血压”，几位资深病友纷纷“进言”，尤其强调膳食干预对血压的明显影响。

控制进食总量

提倡饮食不过饱、进食速度不过快。
最好同时配合体育锻炼。
适度减轻体重，保持理想的标准体重。

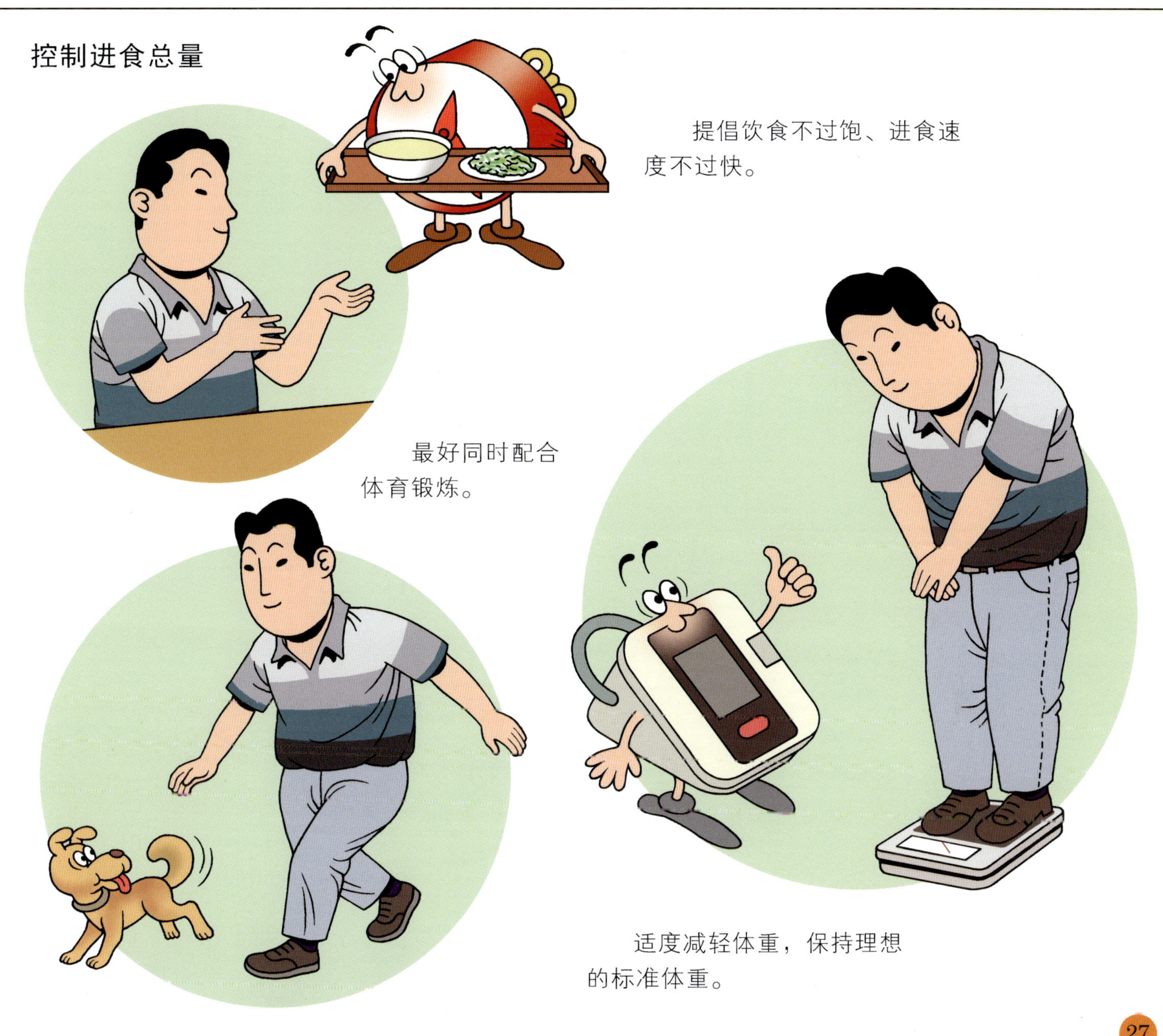

早餐清淡，不可过饱，也不可不吃。

1杯

1~2个

适量

清淡小菜

午饭稍丰盛，有荤有素。

午饭不宜过分油腻，也不可过饱。

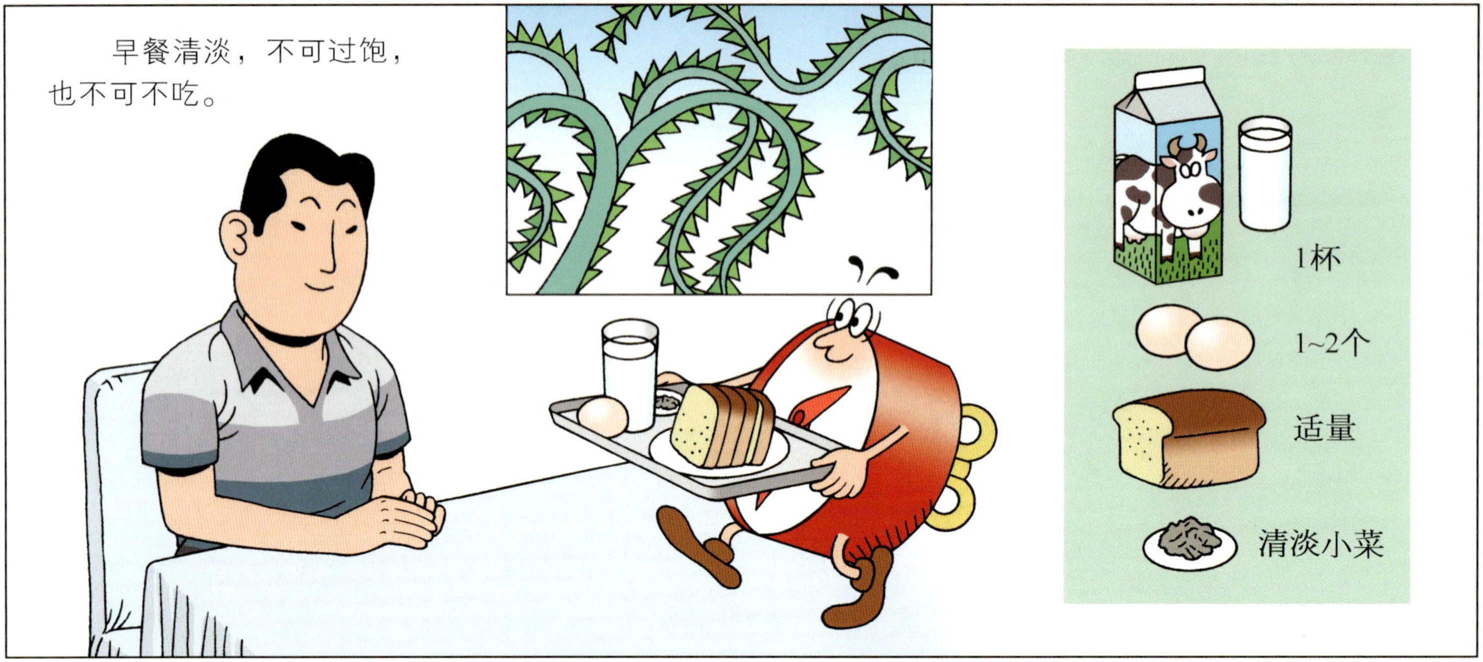

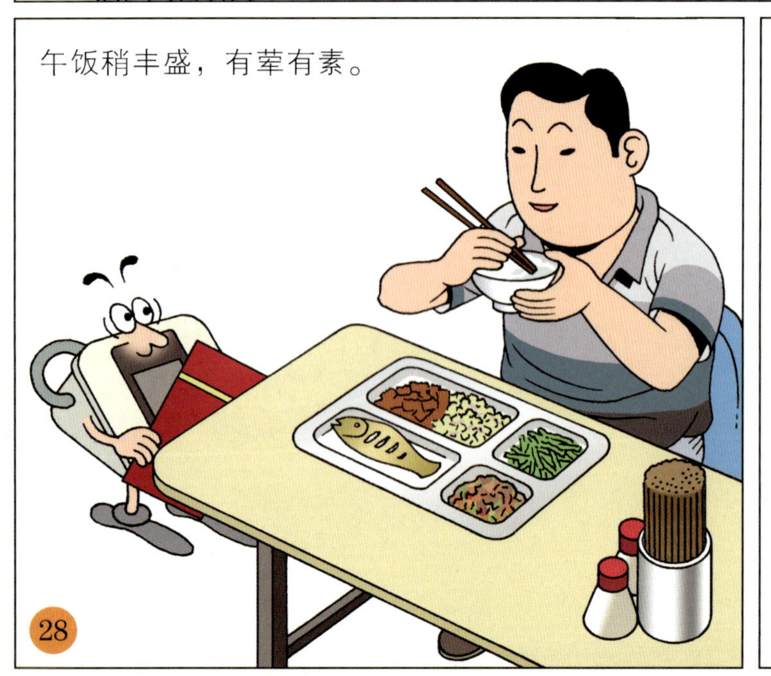

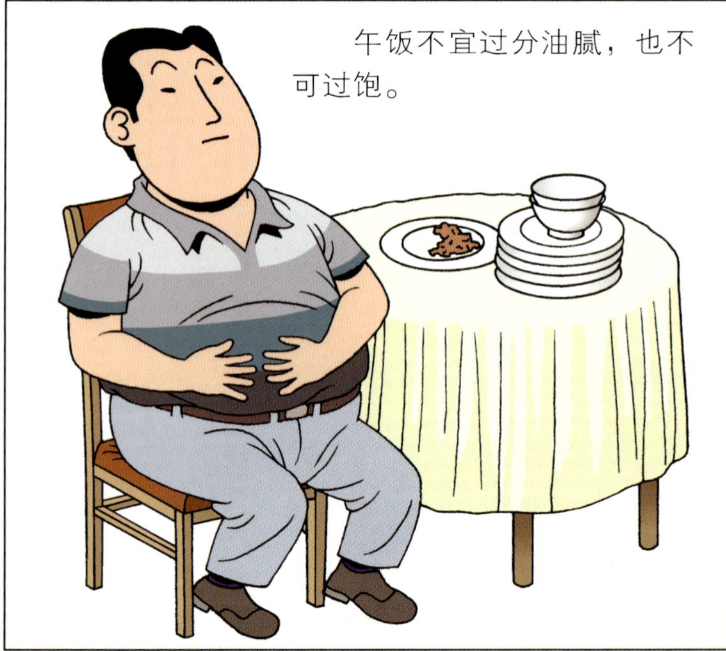

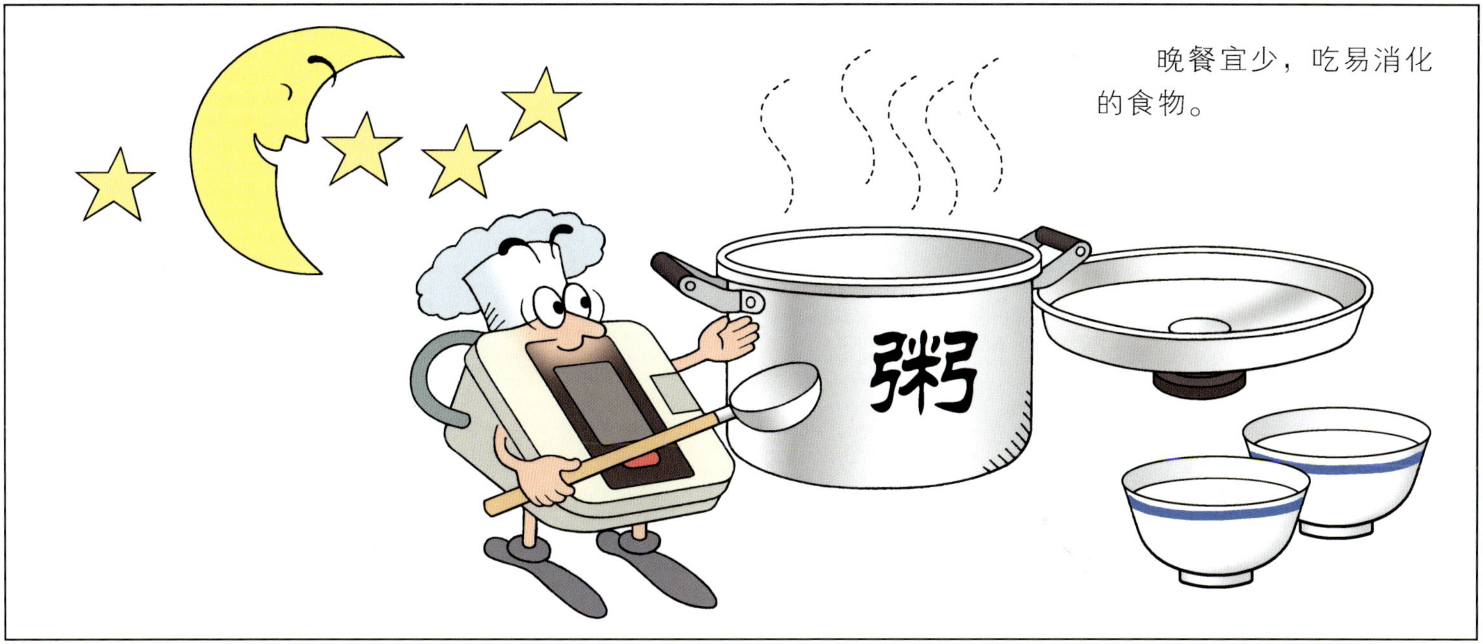

晚餐宜少，吃易消化的食物。

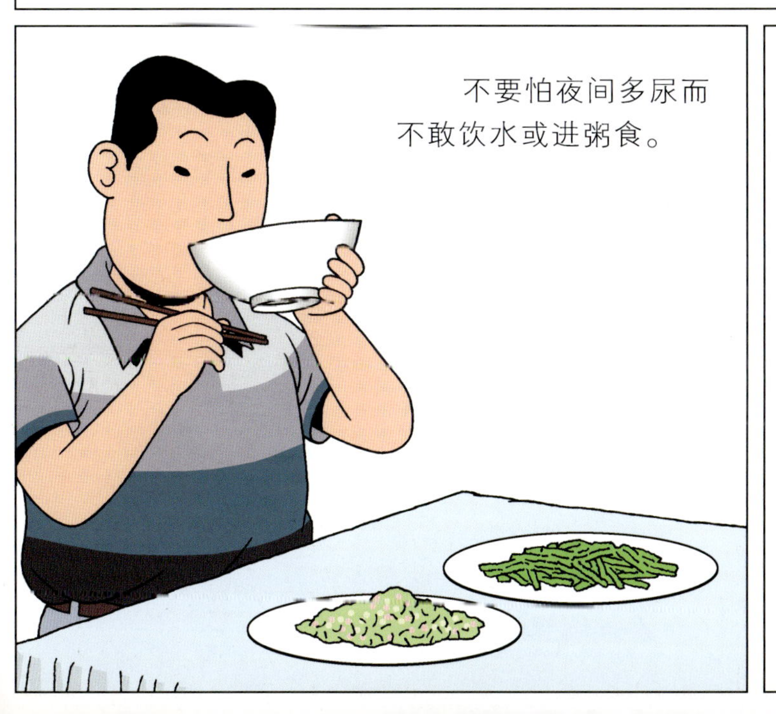

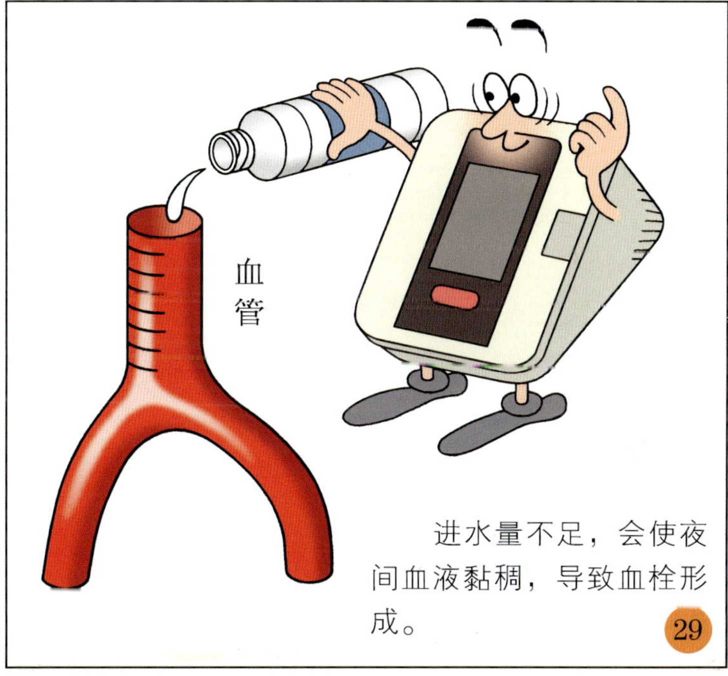

低盐饮食

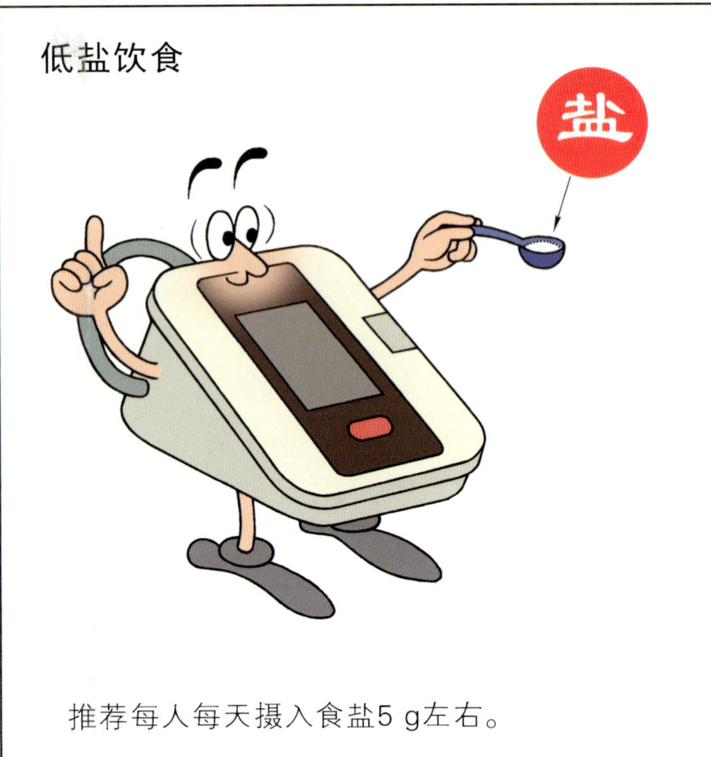

推荐每人每天摄入食盐5 g左右。

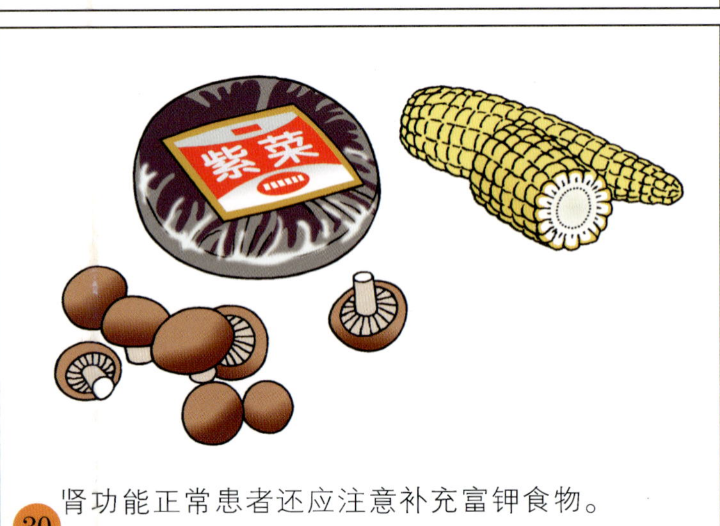

肾功能正常患者还应注意补充富钾食物。

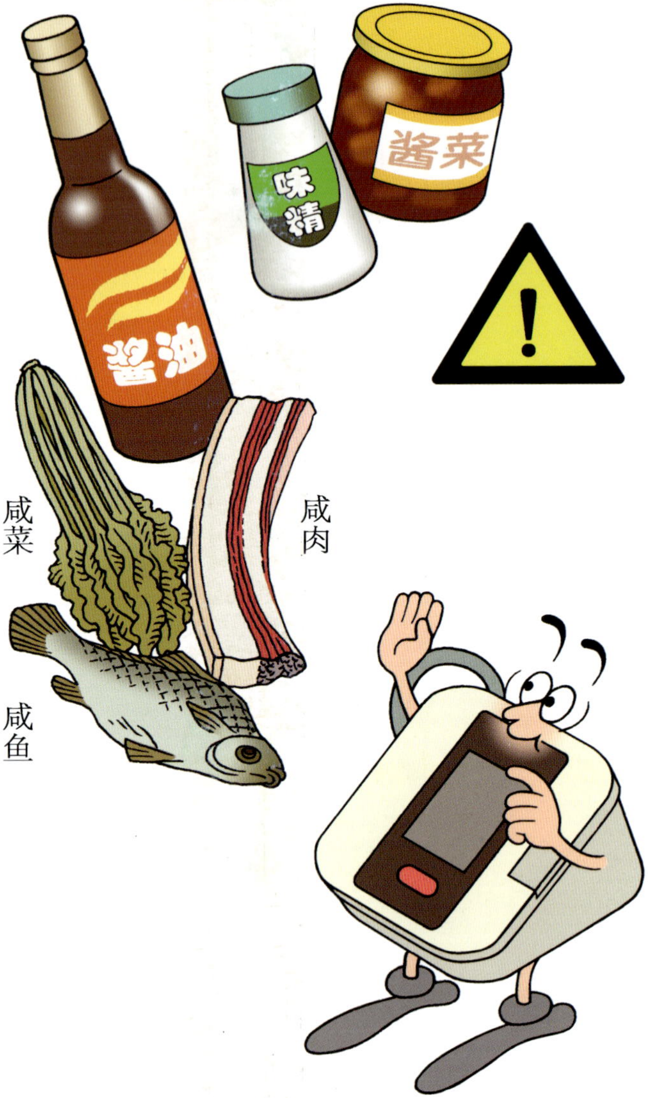

酱油
味精
酱菜
咸菜
咸肉
咸鱼

除盐以外要减少食用含钠的调味品及盐腌制品。

均衡饮食，合理膳食

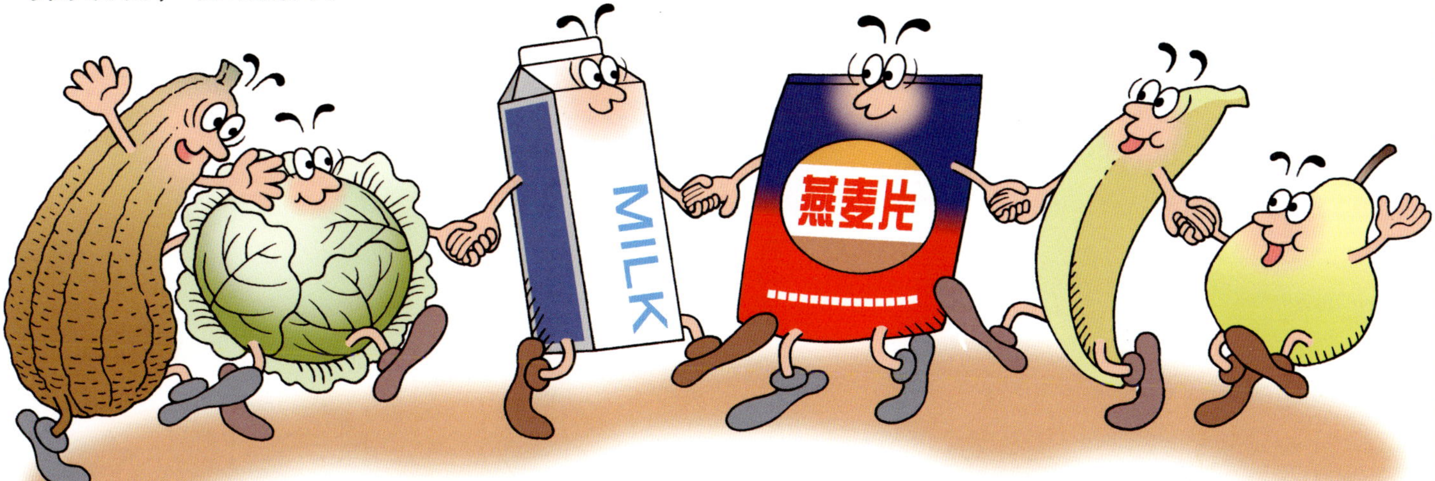

多吃新鲜水果、蔬菜、低脂乳制品、可溶性膳食纤维、全谷物和植物蛋白。

建议每周至少吃2次鱼。

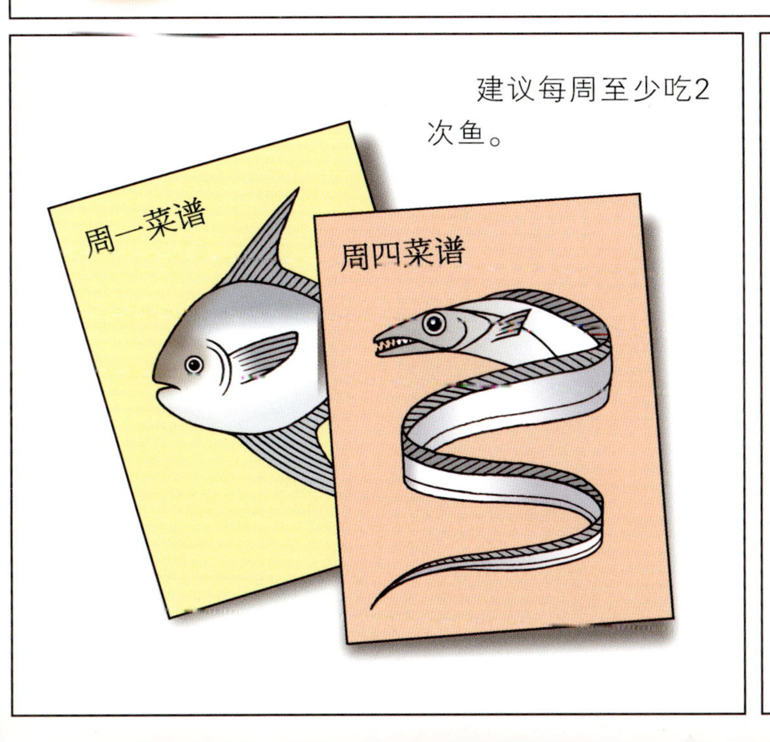

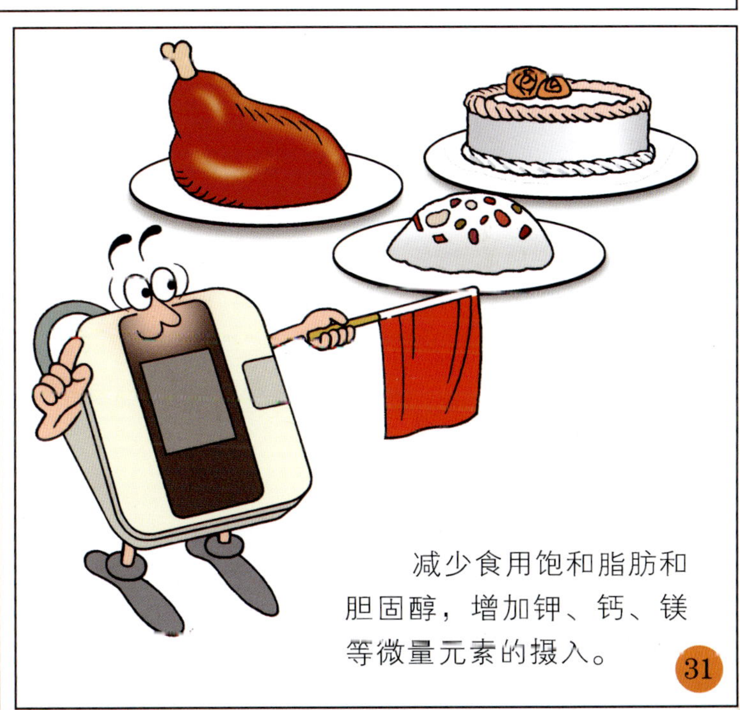

减少食用饱和脂肪和胆固醇，增加钾、钙、镁等微量元素的摄入。

篇末要点总结

有效预防高血压，你可以这样做：

- 定期测量血压（早期发现症状性高血压的有效方法）。
- 限盐。
- 戒烟。
- 控制体重、血糖、血脂。
- 积极参加体育锻炼。
- 放松紧张情绪，学会有效的心理调适。
- 及时控制临界高血压。

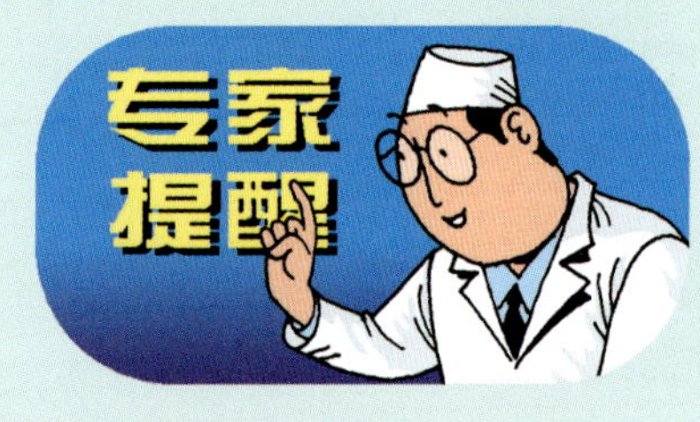

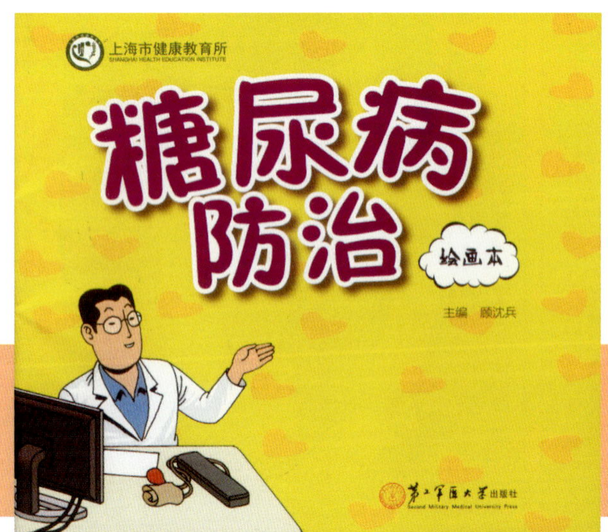

上海市健康教育所的“慢性病防治系列绘画本”另有《糖尿病防治（绘画本）》一书已出版，欢迎大家关注。

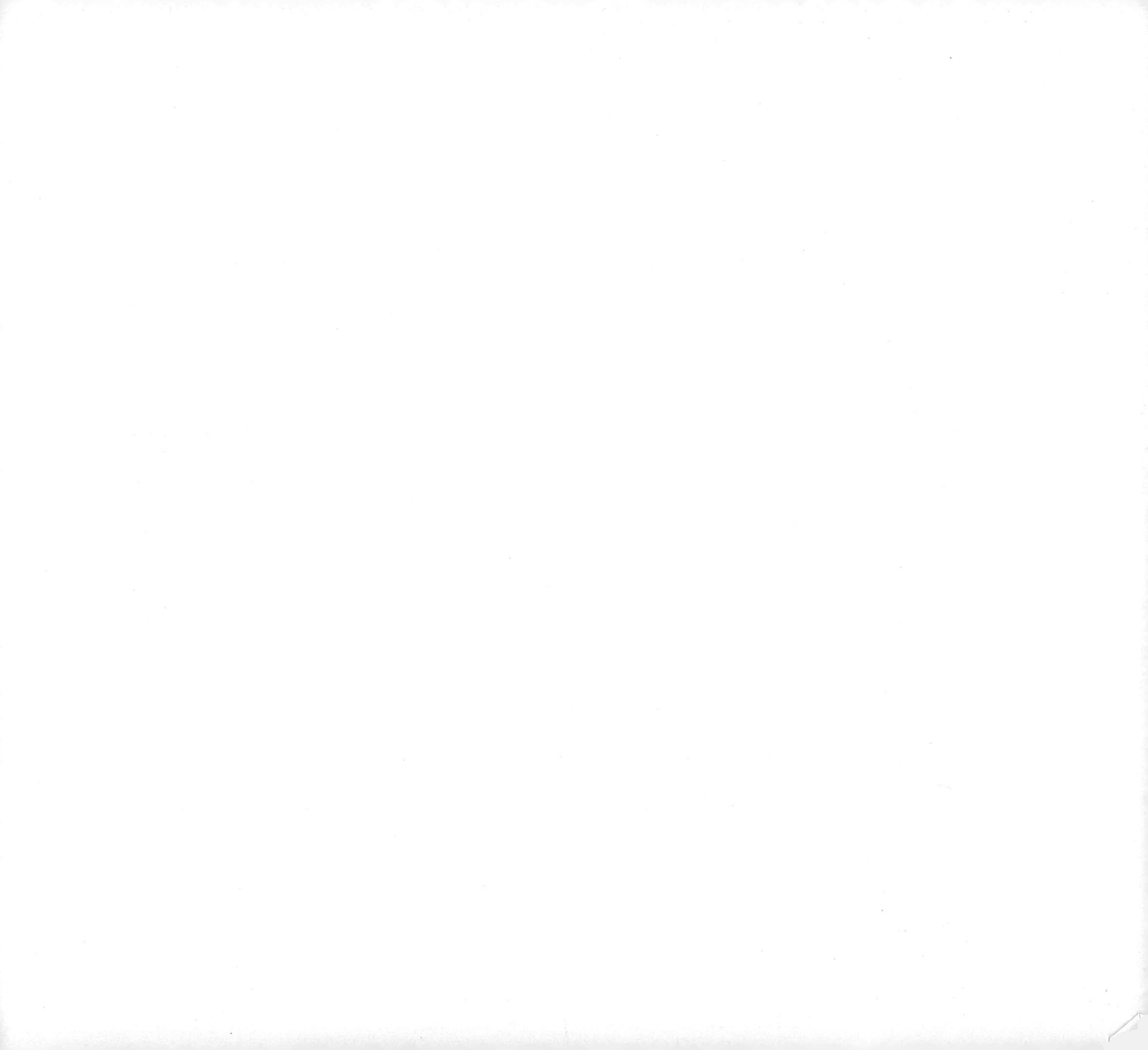